名医が教える！

心臓の強化書

南 和友

ドイツ ボッフム大学永代教授
日本心臓血管外科学会 名誉専門医
南和友クリニック院長

河出書房新社

「60歳心臓」を「100歳心臓」に変える健康ノウハウが満載！――はじめに

長寿の時代ですが、心臓は何歳になっても「支障なく働きつづける」と思っていませんか？　真実は、60歳あたりまで。若いときと同じように生き、とくに何もせずに放っておいても心臓が健康でいられるのは、せいぜい還暦くらいまでなのです。

50代半ばのシニア予備軍から、60代半ばのシニア入り口に差しかかった人たちにとって、けっして他人事ではない話でしょう。

じつはこの年頃から以降、心臓の病気は増えていきます。心房細動《しんぼうさいどう》や心室性《しんしつせい》期《き》外収縮《がいしゅうしゅく》などの不《ふ》整脈《せいみゃく》、僧帽弁《そうぼうべん》や大動脈弁などの心臓弁膜《べんまく》症、狭心《きょうしん》症や心筋梗塞《こうそく》などの冠《かん》動脈疾患……。さらには、心臓と関係する循環器の大動脈乖離《かいり》などの病気や、脳梗塞などの脳血管疾患も増加してきます。

心臓の病気には、ほかに心膜《しんまく》や心筋《そんきん》の疾患もあります。さらには、循環器の基礎疾患として高血圧、脂質《ししつ》異常症、動脈硬化、糖尿病などが挙げられます。

日本人の「死因」は、がん、心疾患、老衰、脳血管疾患、肺炎の順です。「がん」が全体の約25％で1位ですが、循環器系の「心疾患」と「脳血管疾患」を合わせると約22％で、がんに近づきます。また、「5年生存率」についても、がんは平均で66・2％。対する心不全は50％と、がんよりも低位。生存率の厳しさには驚かれることでしょう。

働きづめに働いた果てに、心房細動や心室性不整脈、弁膜症などから心不全におちいる。あるいは、スポーツに熱中しすぎて突然死する。このような事態を引き起こすのは、心臓をおろそかにし、心臓をムダづかいした結果以外の何物でもありません。

心臓の酷使《こくし》は、自律神経のうちの「交感神経」を過剰《かじょう》に高めます。血液を全身に行き渡らせるために、心臓は必死に働いて血液を送り出します。そういう生活を長年つづけると、自律神経にも心臓にも影響がおよんで、不整脈などさまざまな病気を引き起こすのです。

心臓の健康寿命には限りがありますから、使いすぎると寿命が早くつきてしまうのです。

予防・対策のカギは何でしょうか？　心臓をムダづかいしないことと、自律神経を鍛《きた》えることにあります。自律神経が強ければ、心身を多少は酷使しても、心臓の拍動《はくどう》は容易にはみだれません。外部から刺激を受けても、平静は保てます。ですから、心臓の健康が守られるし、血液循環も良好に保たれ、全身の健康が増進されます。

私は77歳のいまも、しばしば心臓手術を執刀《しつとう》しますが、この年齢になっても手術ができるのは、日々、自律神経を鍛えている賜物《たまもの》にほかなりません。

本書では「心臓の健康維持」と「自律神経の強化」のための方法をたくさん紹介しています。100歳まで元気な心臓を育《はぐ》むために、日々の生活にぜひ取り入れてください。

——私を頑健な体に産み育ててくれ、また、一〇一歳になる今日まで
健康長寿を体現している母・邦子に本書を捧げます。

南　和友

1章 心臓の〝健康寿命〟はじつは60歳くらいです！

2章 100歳、心臓のカギは「自律神経の強さ」にあり

3章 自律神経を鍛えて「閾値《いきち》」を高めよう

4章 心臓を元気にする運動「パワーウォーキング」

5章 心臓を助けてあげ、ととのえるノウハウ

6章 50歳からの心臓を強化するコツ

7章 100歳心臓にして健康長寿を手に入れる

1章

心臓の〝健康寿命〟はじつは60歳くらいです！

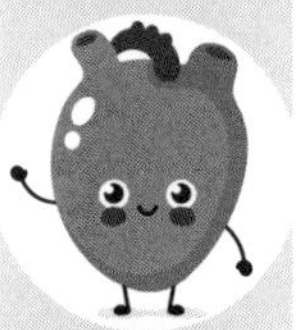

心臓病は「日本人の死因」第2位。「がん」ばかりが怖いわけではない

日本人の死因の第1位は「がん」。このことは多くの人が知っているでしょう。

そして第2位は、この本のテーマである心臓病ですが、がんほどには意識していないのではありませんか。

「どうせ最後は、心臓が止まるのだから……」などと思っている人もいるかもしれません。

2022年の統計によると、おもな死因の割合は、1位が悪性新生物（がん）の24・6％で、2位が心疾患の14・8％。

3位は老衰11・4％、4位は脳血管疾患6・8％、5位は肺炎4・7％。どれも中高年に多い病気で、高齢化社会を反映しています。

これらのうち、2位の心疾患と4位の脳血管疾患は、どちらも循環器疾患です。

血液を循環させている原動力は心臓ですから、2つの疾患はひとくくりにできます。

2つを合わせると21・6％で、1位のがんの24・6％に近づくのがわかるでしょう。

くわえて、老衰には心臓病も一定数ふくまれていると考えられます。

がんに比べると、一般的には心臓の病気はあまり気にかけません。がんほどには怖《こわ》い病気というイメージをもっていないのでしょう。

いたずらに恐怖心をもつのはよくありません。が、しかし、先の統計からも「100歳健康長寿」を目指すなら、もっと心臓の健康と病気に目を向けるべきです。

日本人の死因ランキングと割合

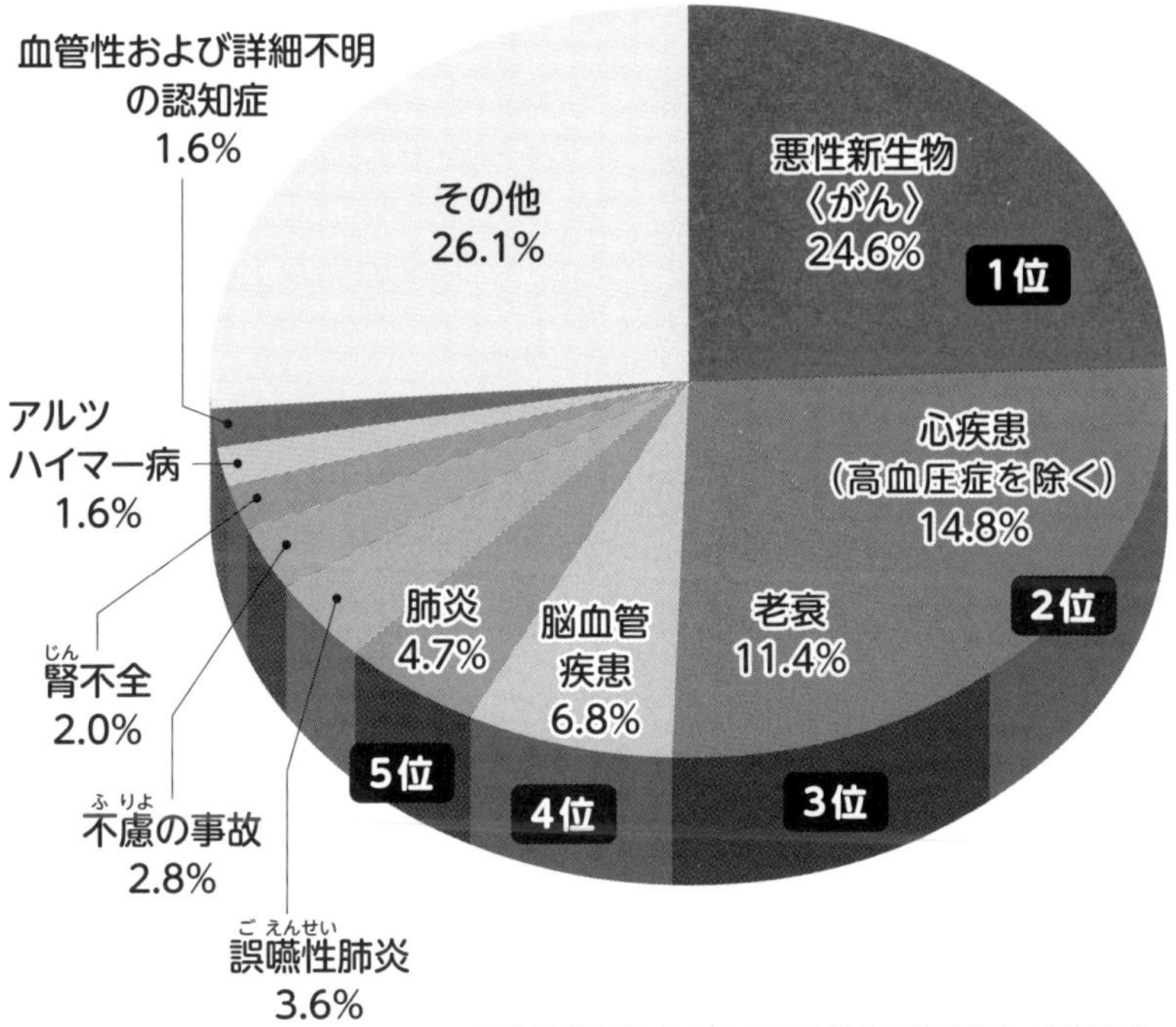

厚生労働省「令和4年 人口動態統計月報年計の概況」より

2022年の男女を合わせた死亡数は、156万8961人。前年より12万9105人増加しました。2年連続で増え、過去最多に。

このうち、新型コロナウイルス感染症による死亡数は4万7635人。

日本の3大死因は「1位:悪性新生物(がん)」「2位:心疾患」「3位:老衰」です。

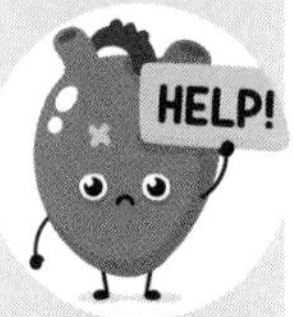

心不全の「5年生存率」は、なんと50%。「がん平均」よりも厳しい！

「がん」の5年生存率は年々、伸びてきています。２０１４年、15年にがんと診断された人の5年生存率は、すべてのがんの平均で66・２%でした。

いっぽう、心臓病はどうでしょうか。心不全の5年生存率は50%程度とみられています。

正確な統計はありませんが、この数字が正しいとすると、がんの死亡率より16・２ポイントも低いのです。5年生存率が低い進行がんと同じ、ともいわれます。

心不全は急激に悪化することがあります。急性心不全で入院した人の場合、１年以内の死亡率が、なんと30%に達しています（20%という報告もあります）。

また、１年以内に25%の人が再入院を必要としています。

急性心不全を何度も起こして、入退院をくり返すのです。そしてたいていは、そのたびごとに心臓の状態は悪化していき、ついには死にいたるわけです。

３人に１人は、一生のうちに心不全を経験します。

とはいえ、心臓病の治療は進歩しています。ひと昔前には救えなかった患者さんが、回復するケースも増えてきました。

けれど、病気はならないにこしたことはありません。予防が大事です。１００歳長寿を実現するには、心臓の健康がとても重要なのです。

心不全の患者が急増している

★日本の「心不全」罹《り》患者《かんしや》の推定数

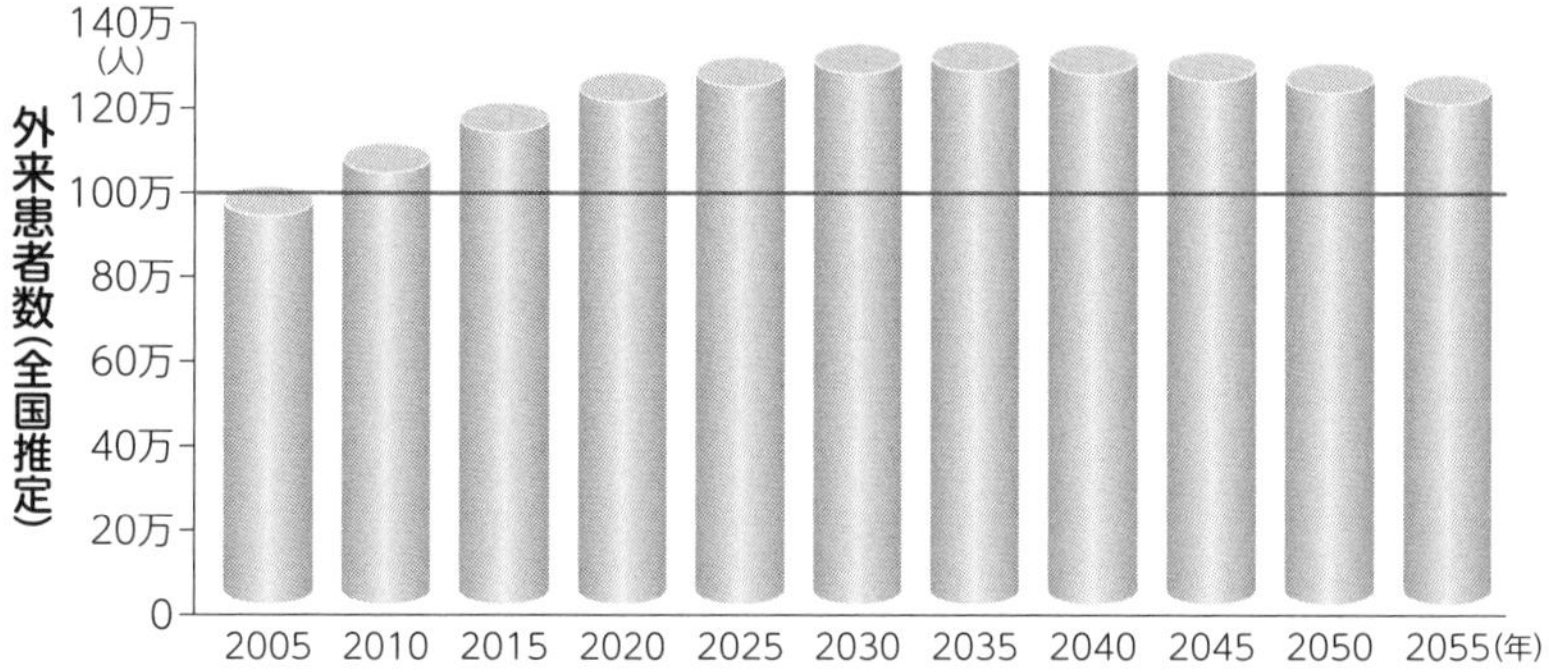

佐渡市の心不全罹患率をもとに推定 Okura Y et al. Circ J 2008; 72:489-491

心不全の罹患者数（推定）は全国で120万人。2030年には130万人と見込まれています。ちなみに、がんの罹患者数は約100万人で、心不全のほうが上回っています。

★日本の「心不全」新規発症数の推移

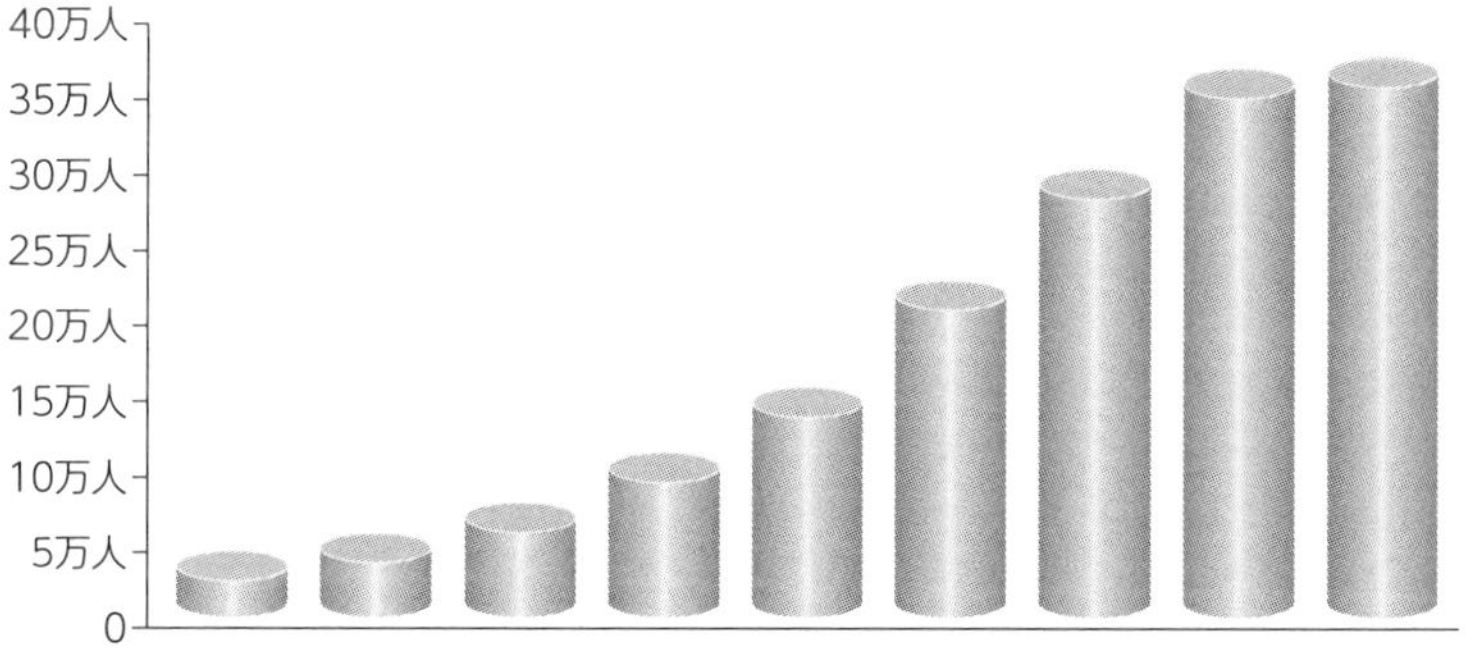

年	1950	1960	1970	1980	1990	2000	2010	2020	2030	(年)
65歳以上の割合	4.9	5.7	7.1	9.1	12.1	17.4	23.0	29.1	31.6	(%)
総人口	83.2	93.4	103.7	117.1	123.6	126.9	128.1	124.1	116.6	(×100万人)

Shimokawa H et al. Eur J Heart Fail 2015;17:884-892より

心不全の罹患者の率は高齢になるほど高くなります。患者数は増加の一途で、爆発的にひろがる状況は「心不全パンデミック」と呼ばれることも。

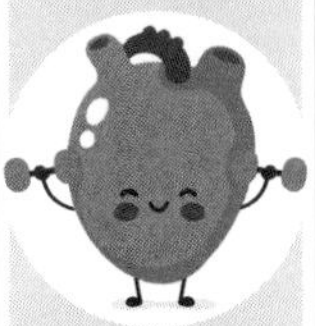

「心臓の寿命は、およそ60歳」とは、どういうこと？

驚くかもしれませんが「心臓の健康寿命60歳説」というのがあります。この説の根拠は、心臓の病気は60歳あたりを境にしてだんだん増えてくるからです。

その典型が、心臓弁膜《べんまく》症です。心臓弁膜症の発症率は、55〜64歳では1・9％ですが、65歳から74歳では8・5％にと、一挙に6・6ポイントも上昇しています。

心臓には僧帽《そうぼう》弁や大動脈弁などの弁（弁膜）があります。弁は、血液がつねに一方向に流れるように保ち、逆流を防止します。

心臓にとってとても大事なこの弁が、正常に働かなくなった状態が、心臓弁膜症です。

心臓弁膜症には、おもに感染後に起こる心臓弁狭窄《きょうさく》症があります。狭窄症になると、血液が心臓の中を流れなくなるため、肺の中でうっ血を起こし呼吸の困難を生じてきます。

また、心臓を酷使した結果や、加齢によっても発症します。

心臓が血液を全身に送り出すポンプの役割を果たせなくなっており、つまり心臓の健康寿命がつきてきたといえるでしょう。

不整脈の1つである心房細動《しんぼうさいどう》も60歳頃から増加しますし、心不全も年をとるとともに増えていきます。こういったことから、心臓の健康寿命は60歳といわれるのです。

ただし、つけ加えると、心臓弁膜症は手術で治すことができます。

加齢とともに心臓弁膜症・心房細動に

★心臓弁膜症の有病率

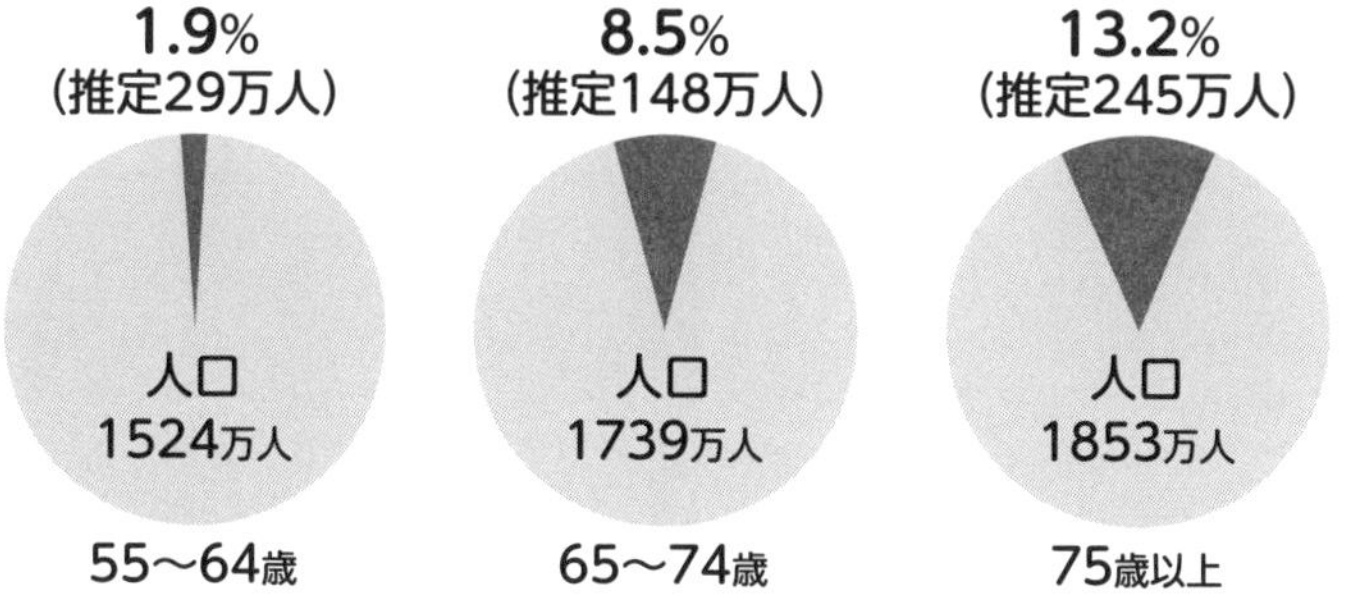

Nkomo VT, et al. Burden of valvular heart diseases: a population-based study. Lancet. 2006;368:1005-11.

心臓弁膜症の有病率は、年齢とともに高くなる傾向にあり、日本では65～74歳で約148万人、75歳以上で約245万人の患者がいると推測されています。

★心房細動の年代別の有病率

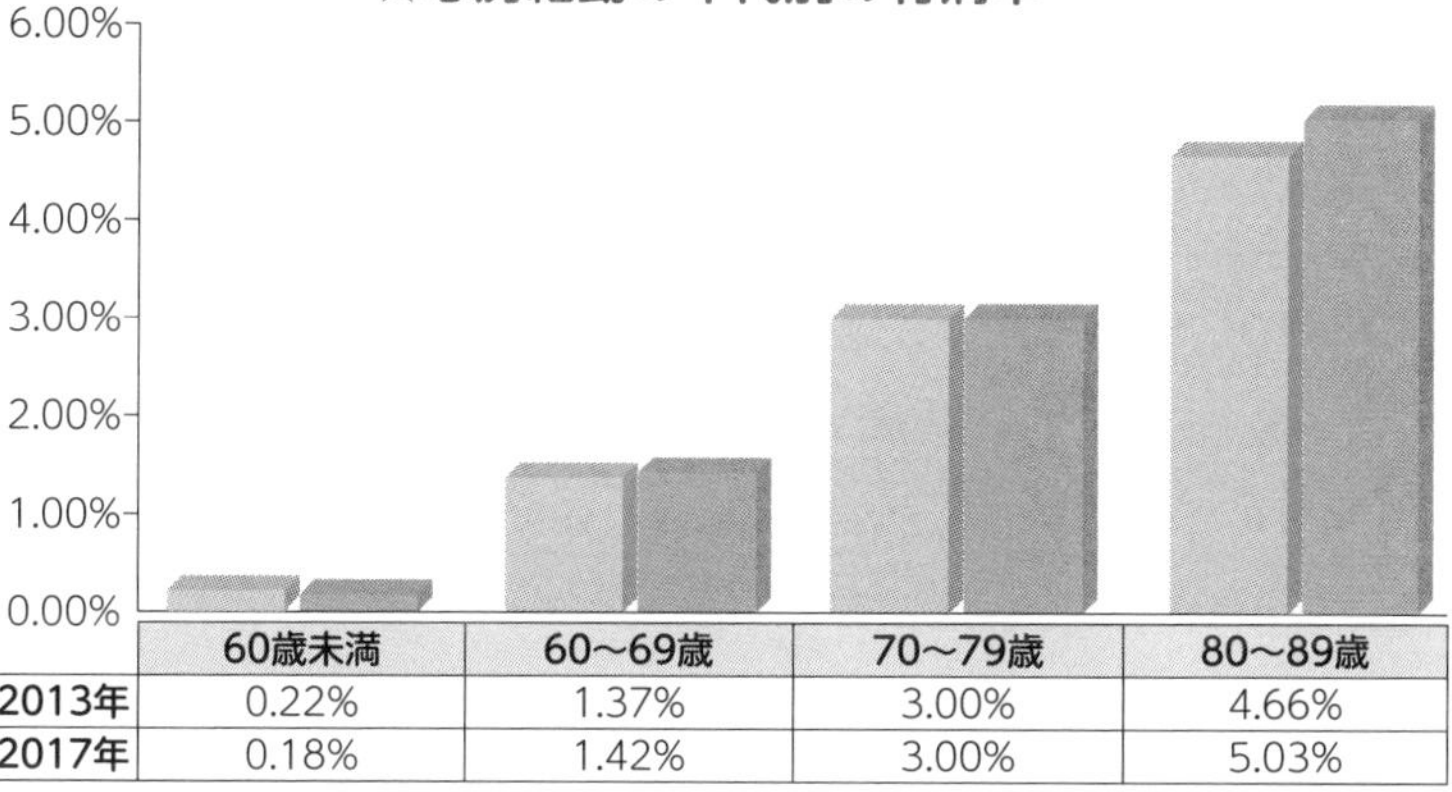

	60歳未満	60～69歳	70～79歳	80～89歳
2013年	0.22%	1.37%	3.00%	4.66%
2017年	0.18%	1.42%	3.00%	5.03%

「健診からみた心房細動有病率と治療の状況」
公益財団法人 やまがた健康推進機構 山形健診センター 人間ドック 35:47-53.2020

グラフは「やまがた健康推進機構」が実施した健康診断〈2013年度=約16万7000人、2017年度=約17万5000人〉で、心電図検査をおこなった結果。高齢になるに従い有病率は高くなっていきます。

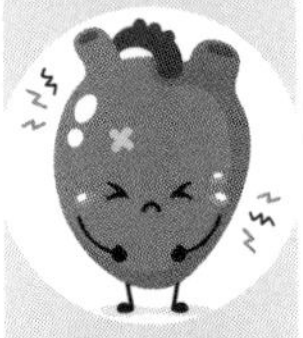

心臓の細胞は「再生しない」のでムダに消耗してはいけない

心臓をムダに浪費してはいけません。

体の細胞は、古くなると死に、新しい細胞に生まれかわります。50回ぐらい分裂・再生をくり返すといわれますが、例外的に、脳と心臓だけは再生しません。

ということは、脳と心臓の細胞は消耗《しょうもう》しつづけるということです。

細胞の分裂回数から計算すると、人間の最大寿命は120歳といわれます。実際、それぐらいまで長生きする人がいますね。

ということはどういうことかというと、脳の細胞も心臓の細胞も消費しつづけるけれども、最大の寿命まで生きつづけることができる（人がいる）ということです。

ところが現実は、30代で心臓の病気で急死する人がいますし、60歳頃から心臓弁膜症や心房細動、心不全が増えてきます。

いったい、どうして、こんなことになるかといえば、心臓をムダづかいするからです。

激しすぎる運動、仕事に忙殺《ぼうさつ》され、睡眠時間を削《けず》った生活など……。現代にありがちな生活が、心臓をいじめているのです。

実際、私からみたら、「そんな生活をつづけていたら心臓が壊れるのは当たり前でしょう」という人が多すぎます。

それぐらい、現代の生活は心臓の健康を損《そこ》なってしまう要因に満ちあふれているといえるでしょう。

心臓を追いつめる生活習慣

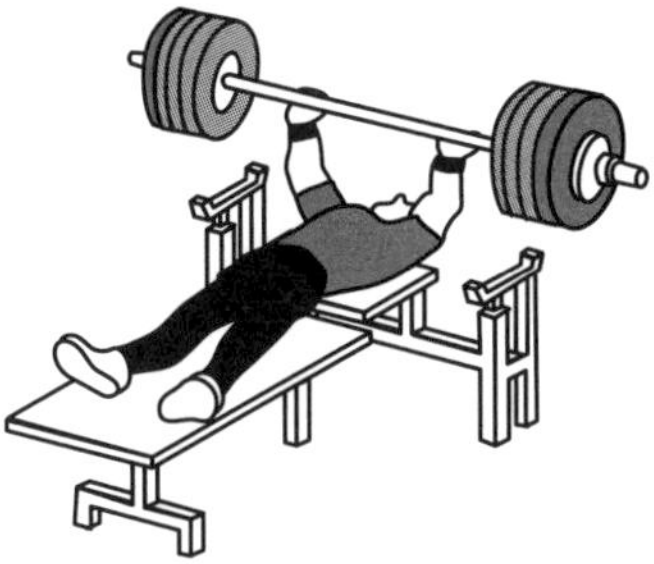

過剰な運動

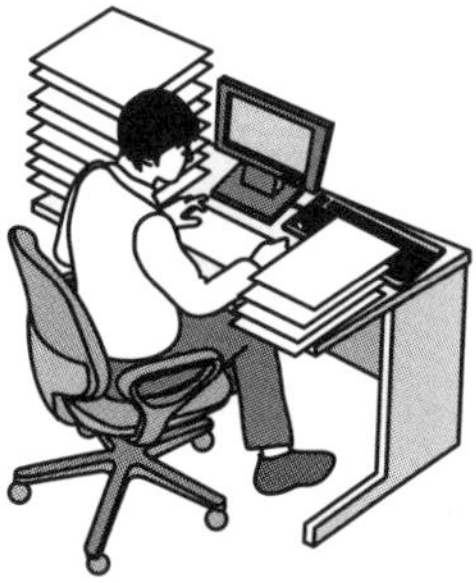

イスに座りつづけるデスクワーク

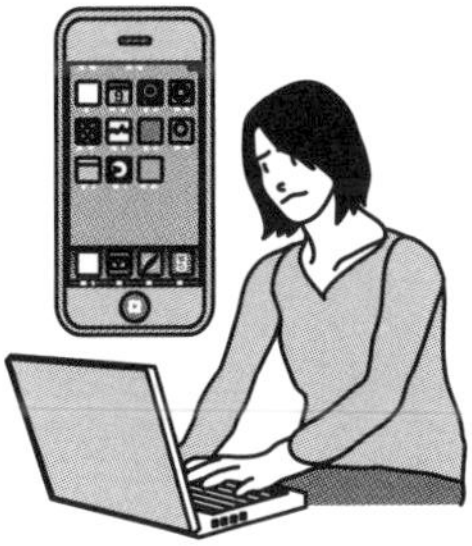

深夜までパソコンやスマホ三昧《ざんまい》

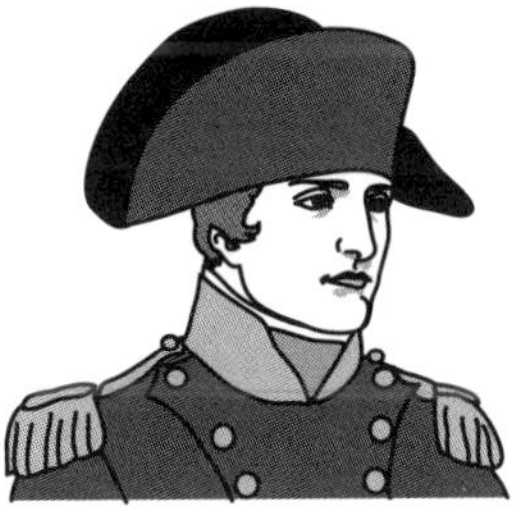

睡眠時間がたりていない

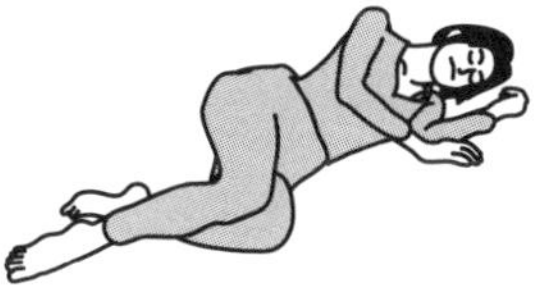

家にとじこもり、体を動かさない

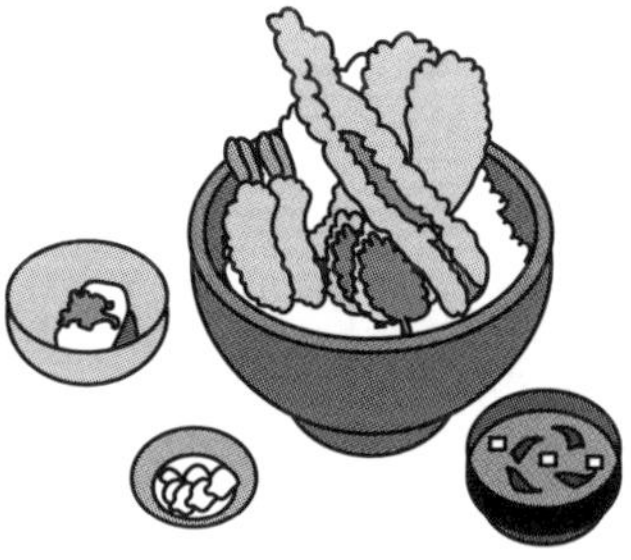

運動不足・大食・肥満

こんなよくない暮らし方はいますぐやめるべきです！

全身を養っている心臓は休みなく懸命に働き続けている

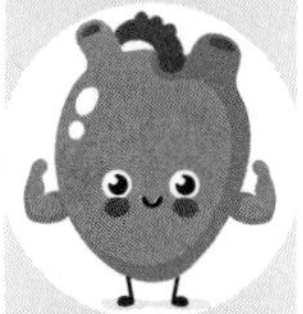

心臓は、ポンプ作用によって全身に血液を循《じゅん》環《かん》させ、全身の細胞と臓器を養《やしな》っている特別な存在です。

血液の循環には、体循環と肺循環の2つがあります。

体循環は、血液が左心室《さしんしつ》から拍出され大動脈へ、そして中・小動脈を通って全身の毛細血管へいき、そして全身の臓器から静脈を通って、右心房《うしんぼう》に戻ってくる回路です。

肺循環は、静脈血（酸素が消費された血）が右心室から肺動脈を通って肺にいき、毛細血管で二酸化炭素と酸素の交換をおこない、肺から肺静脈を通って左心房にもどってくる回路です。小循環ともいいます。

動脈は、全身に酸素や栄養素を送ります。いっぽう、静脈は代謝《たいしゃ》によってできた二酸化炭素と老廃物を回収します。

静脈の血液は7割が肝臓で解毒《げどく》され、右側の心臓にもどったら、肺で酸素交感したあと、左側の心臓にもどります。

残りの3割は動脈を通って腎臓に運ばれ、そこで解毒されて、最後に尿《にょう》として排泄《はいせつ》されます。

以上のように、私たちの全身の細胞は、心臓のポンプ作用によって代謝しています。それによって臓器はイキイキと働き、私たちは健康に生きていくことができるのです。

100歳まで健康に生きられるかどうかも、心臓と循環器系にかかっています。

血液の全身循環

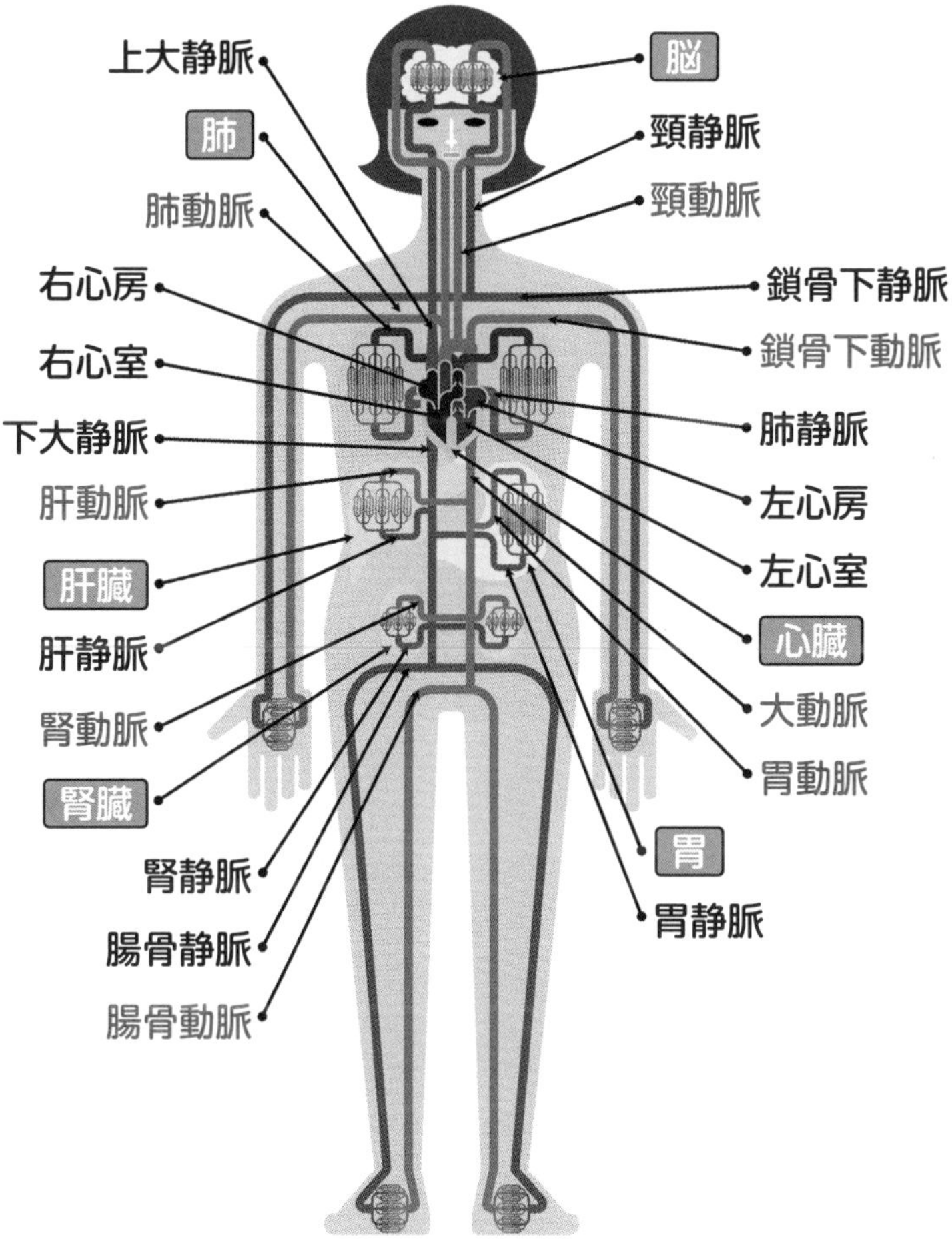
上大静脈
肺
肺動脈
右心房
右心室
下大静脈
肝動脈
肝臓
肝静脈
腎動脈
腎臓
腎静脈
腸骨静脈
腸骨動脈
脳
頸静脈
頸動脈
鎖骨下静脈
鎖骨下動脈
肺静脈
左心房
左心室
心臓
大動脈
胃動脈
胃
胃静脈

心臓をいじめる生き方は不整脈や心臓弁膜症をまねく

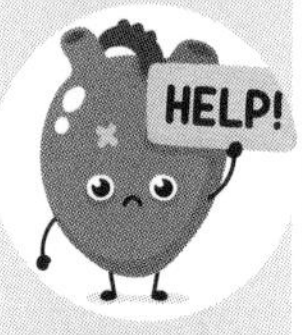

心臓は4つの部屋に分かれており、中隔《ちゅうかく》という壁で左右に仕切られ、それぞれ左心、右心と呼ばれます。そのどちらも、上下に仕切る薄い板に弁（弁膜）の付いた開口部があり、上の部屋（心房）から下の部屋（心室）へ、血液がスムーズに流れるようになっています。

健康な心臓では、心室に血液が満たされると弁は固く閉じて、血液が心房に逆流するのを防いでくれます。心房は主として血液を受け取る部屋で、心室は送り出す部屋です。

左心室に圧がかかると、水銀柱で120㎜もの圧力になるため心室の筋肉は厚く、いっぽう心房の筋肉はそれほど厚くありません。

働きすぎや激しい運動は、交感神経を過剰《かじょう》に高めます。血液を全身にいき渡らせるために、心臓は必死に働き、大量の血液を拍出《はくしゅつ》します。

その結果、安静時の2～3倍の血液が右心室にもどってくるため、右心室は肥大し拡張してしまいます。そういう生活を長年つづけると、自律神経にも心臓にも影響がおよびます。

心臓の働きは複雑で巧妙ですが、負担をかけつづければ、その精密機械が壊れてしまいます。心室は少しでも血液を多く流そうと無理をするため、壁はますます厚くなります。

その結果、心臓の病気が発症。典型例は心房細動や心室細動などの不整脈《ふせいみゃく》です。ときには狭心症発作も起こします。それは、肥厚した心筋に十分な血液が供給できなくなるからです。

心臓の構造と血液の流れ

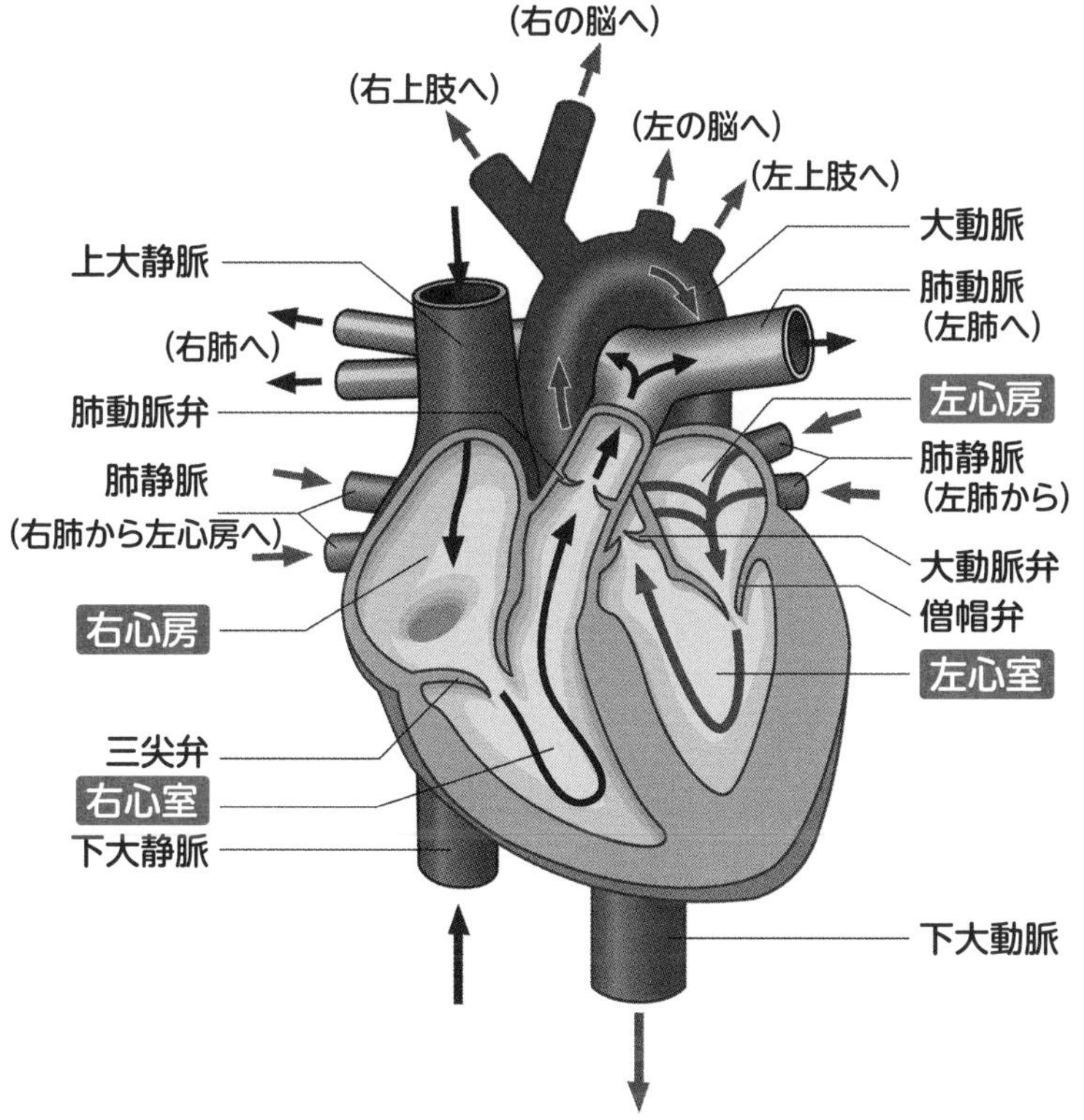

- 心臓の大きさは、その人の握りこぶし程度です。
- 1分間あたり心臓が拍動する回数を「心拍数」といい、成人で50〜80回。
- 1回の拍動で左心室が送り出す血液の量を「心拍出量」といい、通常の成人で70〜80ミリリットルほど。
- これを1分間の量に換算したものを毎分心拍出量といい、通常で約5リットル程度ですが、体の大きさによって左右されます。
- また、激しい運動時には心拍数が増加するため、毎分心拍出量も増えます。

心臓のさまざまな病気は ひそかにジワジワと進行する

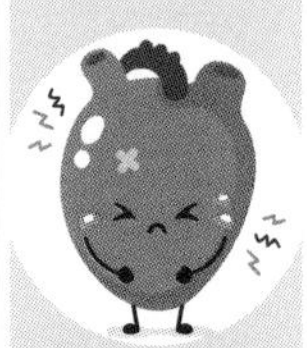

狭心症《きょうしんしょう》や心筋梗塞《しんきんこうそく》の発作《ほっさ》は、ある日突然やってきます。大動脈乖離《かいり》もきゅうに発症しますし、命取りになりかねません。

現象は急激ですが、どの病気の場合も、その以前から体の中ではじょじょに異変が起きてきています。

シニアに多い不整脈や心臓弁膜症も、いつからかわからないうちに少しずつ進んできます。

息がすぐに上がる、ときどき動悸《どうき》がする……などの自覚があっても、やがておさまるからでしょう、さほど気にかけない人が多いようです。まさか深刻な事態になりつつあるとは思わないからです。

しかし、一定のレベルを超えると、ある日突然、心不全などの重篤《じゅうとく》な状態におちいり、耐えられないほど呼吸が苦しくなったりします。

左のページで、冠動脈《かんどうみゃく》の疾患、弁膜や筋肉の病気、不整脈など、心臓のおもな病気を解説しています。

これらの病気は、それぞれ1つの病名がついていますが、単独ではありません。複数の病気が関係していることが多く、たとえば、不整脈と心臓弁膜症の2つを発症していることがあります。

また、過去に心筋梗塞を起こしたことがあると、心室細動を発症することがあります。心室細動も心房細動も心臓弁膜症も、最後は心不全を引き起こします。

心臓のおもな病気

不整脈

心拍が不規則であったり、速すぎたり(頻脈《ひんみやく》)、遅すぎたり(徐脈《じよみやく》)、心臓を伝わる電気刺激が異常な伝導経路をとることで生じる心拍リズム異常のこと。心房細動、心室頻脈、心室細動などがある。

心臓の構造に問題がある病気

心臓弁膜症…心臓にある4つの弁がうまく動かなくなる状態。弁膜症には、弁がかたく開きにくくなる「狭窄《きようさく》症」と、弁が閉じにくくなり血液が逆流する「閉鎖不全症」がある。大動脈弁と僧帽《そうぼう》弁に多い。

心臓の筋肉の病気

心筋症…心臓の筋肉そのものの異常で、心機能が低下する病気。

冠動脈の病気

狭心症…心臓に酸素や栄養を送っている冠動脈が狭くなることで、心臓が活動するために必要な血液が十分に供給されなくなって起こる病気。激しい痛みをともなう。

心筋梗塞…心臓の血管が詰まって起こる病気。

大動脈の異常による病気

大動脈乖離《だいどうみやくかいり》…心臓から全身に血液を送るもっとも太い動脈である「大動脈」の壁(血管壁)に亀裂《きれつ》が入って、血液が血管の壁に流れこみ、大動脈の中膜が急激に裂《さ》け、破裂すると死にいたる病気。

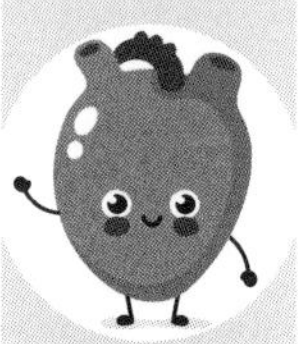

スポーツに熱中、深夜までスマホ…心臓は30代でも破綻する

心臓を酷使《こくし》した究極のケースが、スポーツによる突然死です。

ヨーロッパでは、サッカーの競技中や退場時に倒れて、急死するという事故がときどき起きています。日本でも、かつてそういうケースがあり、サッカーファンに衝撃《しょうげき》が走りました。

アメリカンフットボールやバスケットボールでも同様の例があります。

多くが急性心筋梗塞や急性心不全、心筋肥大症といった心臓病で、クモ膜下出血などの循環器系の病気のこともあります。

休まずに走りつづけたり動きつづけることが、心臓に大きな負担となり、心臓を破綻させてしまいます。

マラソン愛好家など一般の人が、競技中に心臓が原因で倒れることもときにあります。

スポーツだけではありません。深夜までスマホのゲームに夢中になり、やめることができなくなったのでしょう。急性心筋梗塞を起こし、救急搬送《はんそう》されることがあります。

救急指定病院の院長を私がしていたときも、年間に3人ぐらい、そういう患者さんが救急車で送り込まれてきました。いずれも、30代の男性でした。

スポーツもスマホも、どちらも夢中になりすぎて交感神経が興奮したままの極限状態がつづき、心臓と血液循環がついていけなくなった結果です。

2章

100歳心臓のカギは「自律神経の強さ」にあり

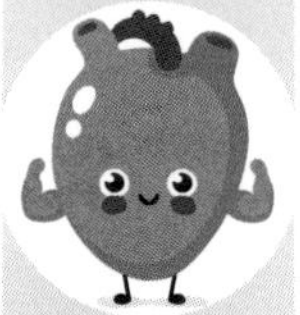

心臓は自律神経によって動き血液を循環させている

自律神経は全身の臓器を自動的にコントロールしていますが、とくに「心臓との関係」が重要です。

自律神経の働きによって心臓は動き、血液を全身に循環させます。血管は収縮《しゅうしゅく》したり拡張《かくちょう》したりして血流と血圧を調節しますが、これも意思とは関係なく、自律神経によっておこなわれています。

自律神経は、じつは血液循環をもコントロールしているのです。

血管や血液循環という点から心臓をみると、血圧が高かったり動脈硬化が進んでいたりすると、心臓は「さあたいへん！　ポンプを目一杯働かせなきゃ」と反応して血液を流そうとしますが、それが心臓には負担となります。

また、血液を送り出すポンプとしての心臓の働きが低下すると、影響が血管・血液におよび、脳や内臓は酸素不足になります。慢性的にポンプ力の低下がつづくと、心臓の働きはどんどん低下するでしょう。

いっぽう、自律神経からみると、自律神経の働きが弱くなっていたりバランスが崩れたりすると、心臓は活力をなくして、血液循環も悪くなります。

このような悪循環におちいってはいけません。警告の赤ランプが点灯です。やがて、心臓や循環器系のさまざまな病気を発症することになるでしょう。

心臓と自律神経の関係

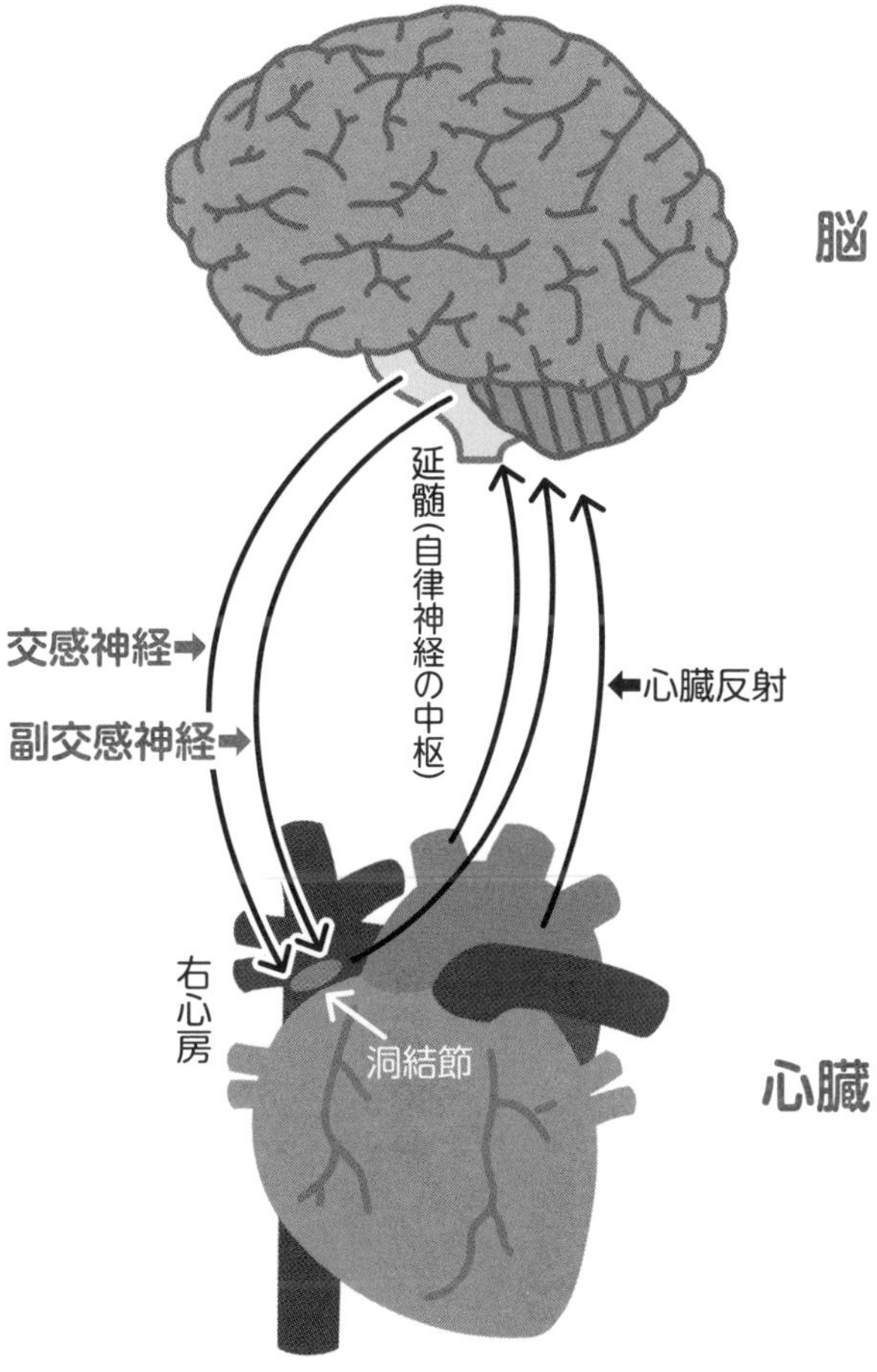

心臓は自発的に拍動しますが、その動きは自律神経によって調節されています。自律神経のシグナルが洞結節《どうけつせつ》(40ページ参照)を刺激して電気信号(パルス)が出され、それが心臓内に伝わって、心臓が動くのです。自律神経の中枢は、脳の延髄《えんずい》にあります。

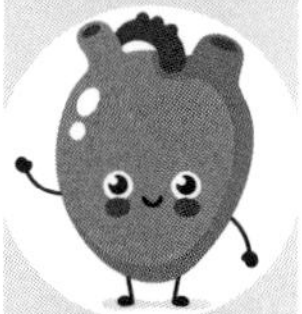

心臓の成長は18歳ころ止まり同時に動脈硬化が始まる

人は血管とともに老いる――といいます。

心臓という器官は、オギャーと生まれたときに完成しているわけではありません。成長とともに臓器も機能も発達して、18歳ぐらいで成長は止まります。

成長期前は脈拍《みゃくはく》数が多いのですが、成長期に循環器が発達すると脈拍数が下がり、心臓の拍出量は増えます。体が大きくなると心臓も大きくなり、鼓動《こどう》（血液を送り出すために収縮・拡大すること）も強くなるからです。

18歳で完成したあとは、退化するだけです。なぜなら、心臓の細胞は再生しないから。そして、心臓の成長が止まるのに合わせるように、18歳の頃から「動脈硬化」が始まります。

生きているだけで心臓は消耗《しょうもう》し、動脈はじょじょにしなやかさを失っていきます。これは仕方のないことであり、動脈の硬化は人間にとって宿命ともいえるでしょう。

動脈硬化がない14、15歳までは、最大血圧は70～80㎜Ｈｇ程度です。それが動脈硬化が始まる18歳くらいからは78～１２０㎜Ｈｇに上がってきます。

ちなみに動脈硬化は、食生活などによっては小児のときからその兆候《ちょうこう》がみられます。

動脈硬化があると血管の柔軟性が乏しいので、心臓は圧を上げて血液を流さざるをえません。それが心臓には負担となり、さらに動脈硬化を進行させることになります。

動脈硬化の発生と進行

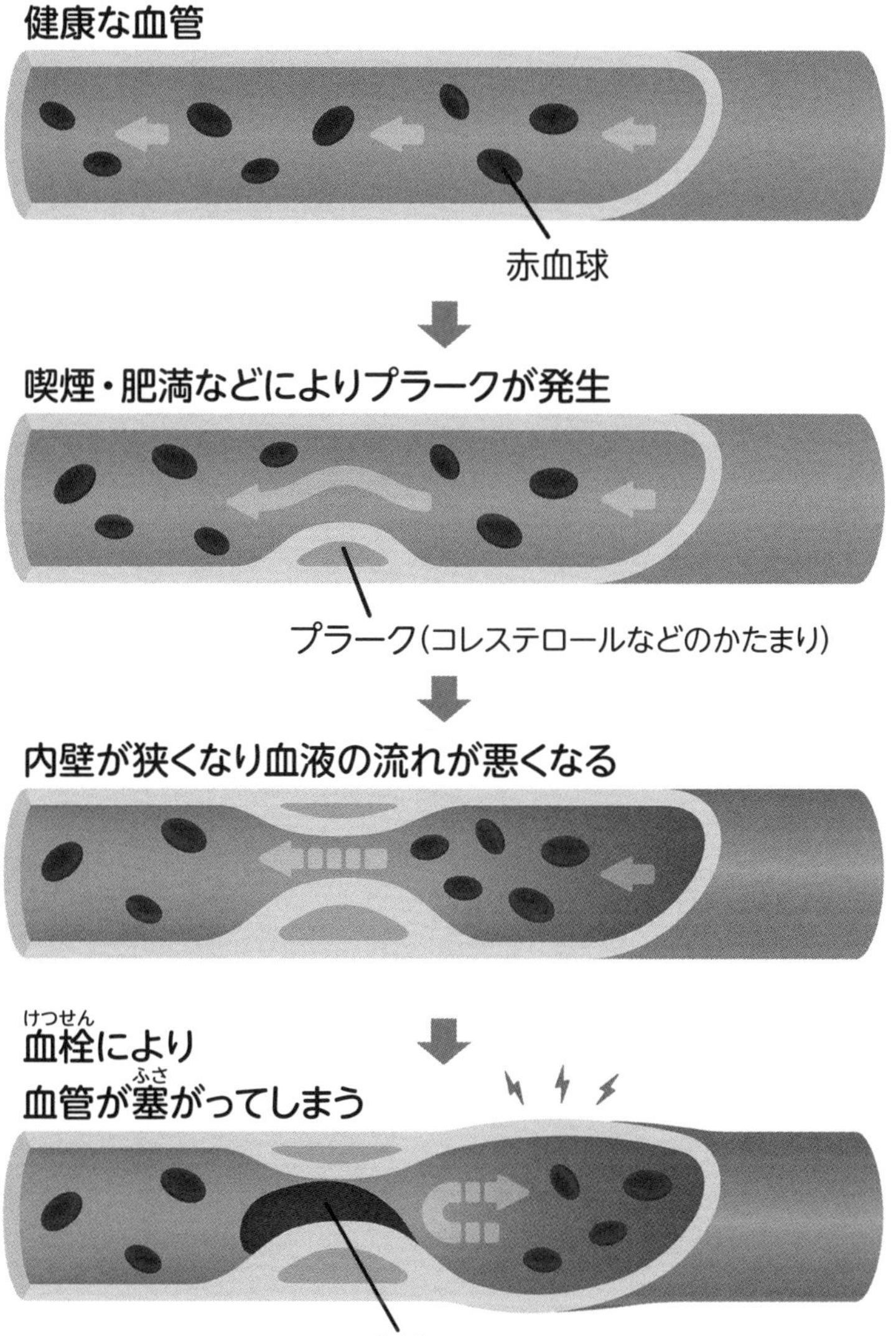
健康な血管
赤血球
喫煙・肥満などによりプラークが発生
プラーク（コレステロールなどのかたまり）
内壁が狭くなり血液の流れが悪くなる
血栓《けつせん》により
血管が塞《ふさ》がってしまう
血栓

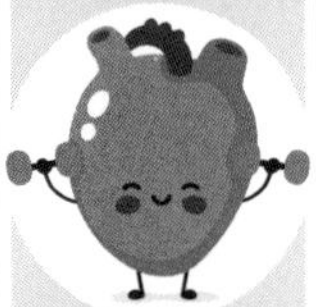

若く見えるシニアは血管も若い。「血管が若い」とは、どういうこと?

「血管が若い人は、体が若くて健康」とか「見た目が若い人は、血管も体も若い」などと聞いたことがあるでしょう。どちらも本当です。

血管が若いということは、ひと言でいえば、血管が柔軟性に富んでいるということです。健康で若々しい血管は、ゴムのように弾力《だんりょく》があり、血液が滞《とどこお》りなく順調に流れています。

体の細胞は、血液によって活かされています。血液のおかげで細胞はイキイキ働き、臓器も活発に働きます。

10代までは、肌がつやつやしていますが、それは血管も細胞も若いことを意味しています。つまり「体が若い」ということです。

年をとっても、実年齢にくらべて顔が若々しい人がいますが、そういう人はそもそも血管が若々しく、細胞も活発に代謝しています。

皮膚にツヤがあるだけでなく、体の内部が若いのです。

いっぽう、年齢にくらべて見た目が老《ふ》けている人の血管は、若々しい人と逆で、いわば古いゴムホースのように硬くなっています。

体の内部も表面も、老化を左右するのは血管や心臓などの循環器系なのです。

血管の老化は、若いうちは表面に現れません。しかし、中年に差しかかる頃には表に出てくるようになります。血管が老化している人は、そうでない人にくらべて皮膚にツヤがなく、シミやシワが増し、見た目も老けているのです。

血管の老化はいつからか

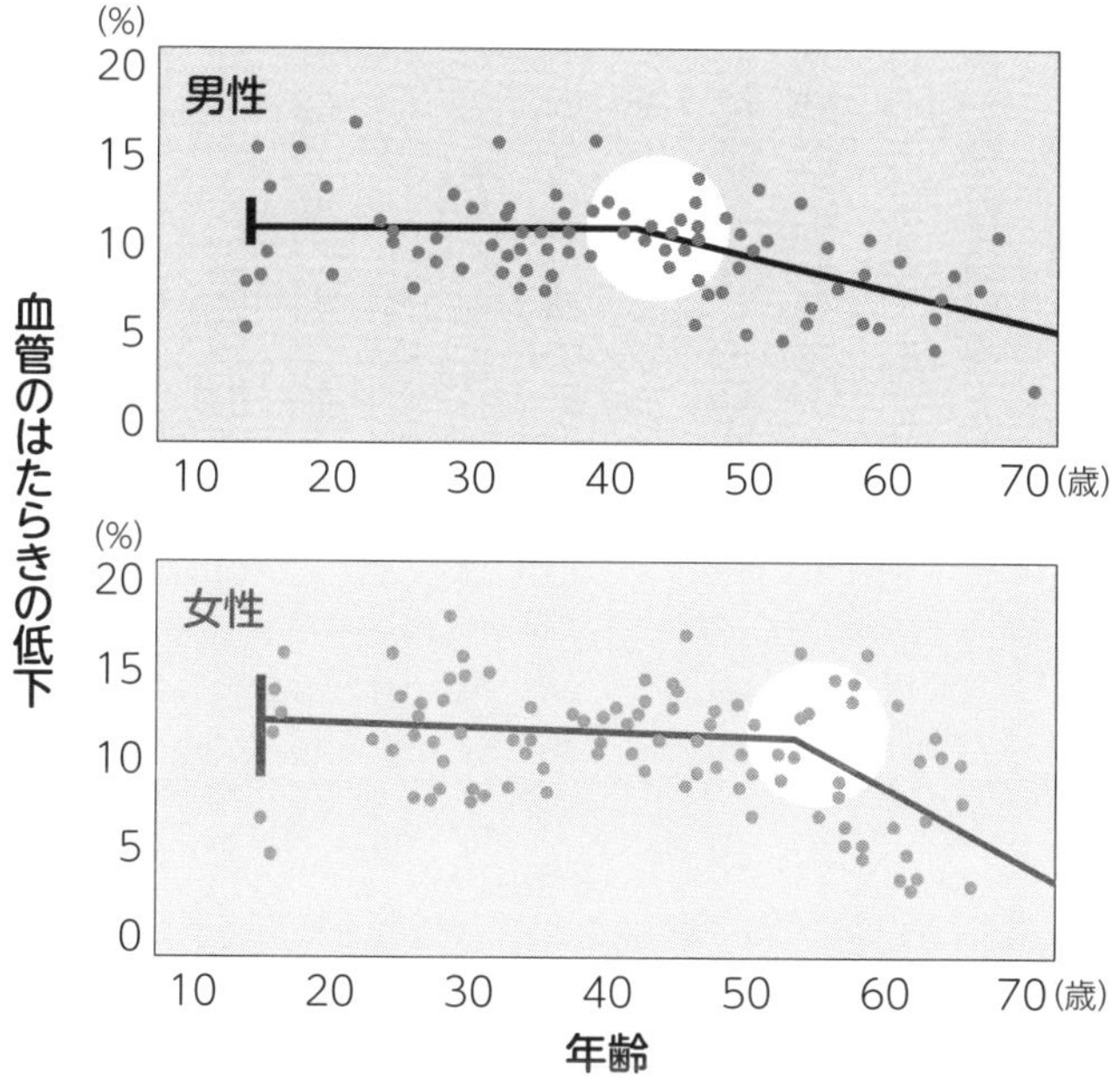

Circulation 2003:107:139より

一般的に、男性は40代から、女性は50代(閉経後)から血管の機能が衰《おとろ》えてくることが知られています。

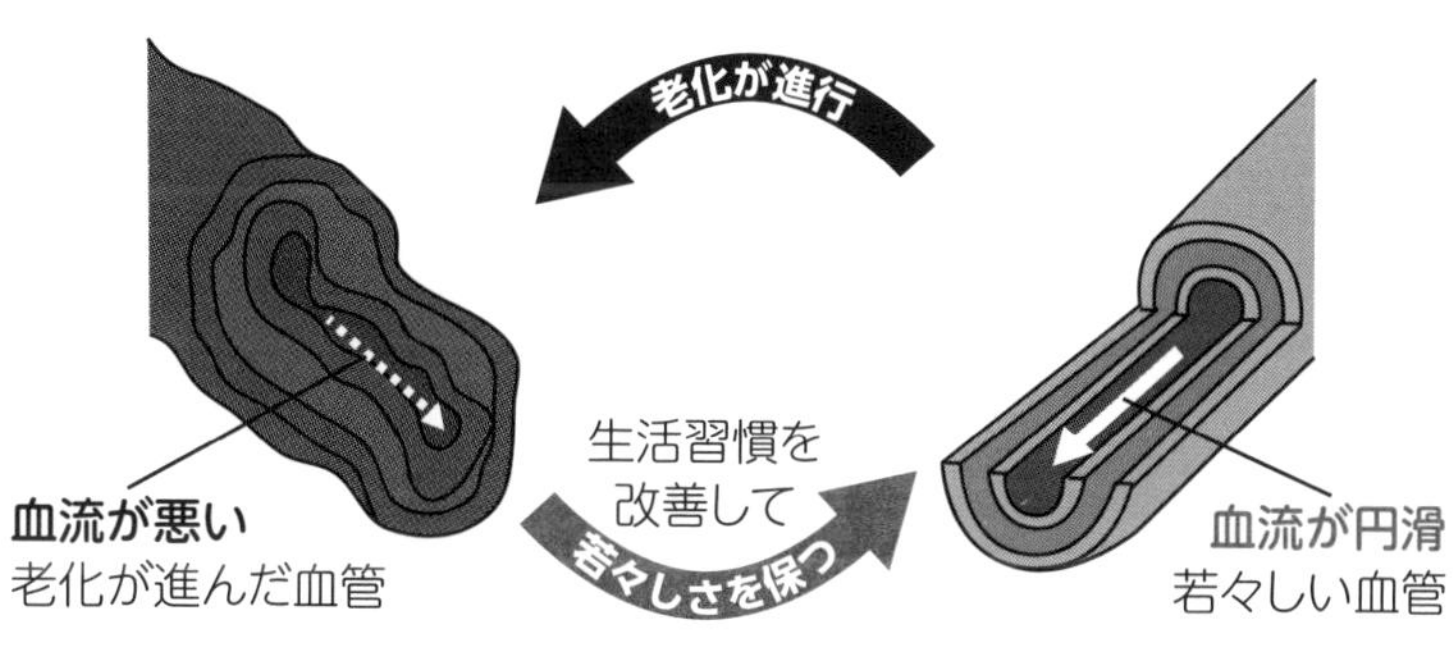

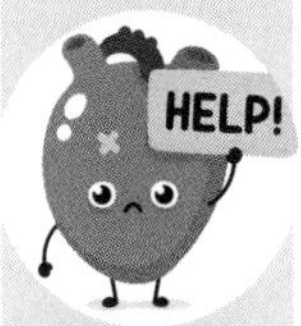

動脈硬化が進むと心筋梗塞や脳梗塞などの血管病になる

動脈硬化は、場合によっては子供の頃から始まりますが、一人ひとりの血管が若々しいかどうかは、かならずしも年齢とは一致しません。

血管が若いかどうかを知るための指標《しひょう》が「血管年齢」で、CAVI《キャビィ》という検査で、かなり正確に判断できます。若いのに血管年齢が高い人もいれば、その逆もあります。

50代で心筋梗塞のため緊急入院した男性の血管年齢が70歳以上だった、ということもあります。いっぽう、90歳でも血管年齢が70歳代で、心臓の手術が受けられる人もいます。

血管の老化が顕著《けんちょ》に表れるのが動脈です。静脈には心臓の圧がかからないので、動脈のように硬くなりません。ですから、静脈硬化という言葉はないのです。

高心拍、高血圧、高コレステロール、高血糖、肥満など、さまざまな要因が影響して動脈硬化が進みます。それらの要因を引き起こす原因には、遺伝的体質もありますが、それ以上に大きいのが生活習慣です。

動脈硬化が進むと、硬くなった血管にプラーク（粥腫《じゅくしゅ》＝かたまり）がたまり、血管が狭くなります。こういう状態になった血管は詰まりやすくなるし、切れやすくもなります。

心臓の動脈が詰まると心筋梗塞を、脳の動脈が詰まると脳梗塞を引き起こします。脳の血管が切れると脳出血を起こし、大動脈は剥離《はくり》したり瘤《こぶ》ができたりします。

詰まりやすい血管は?

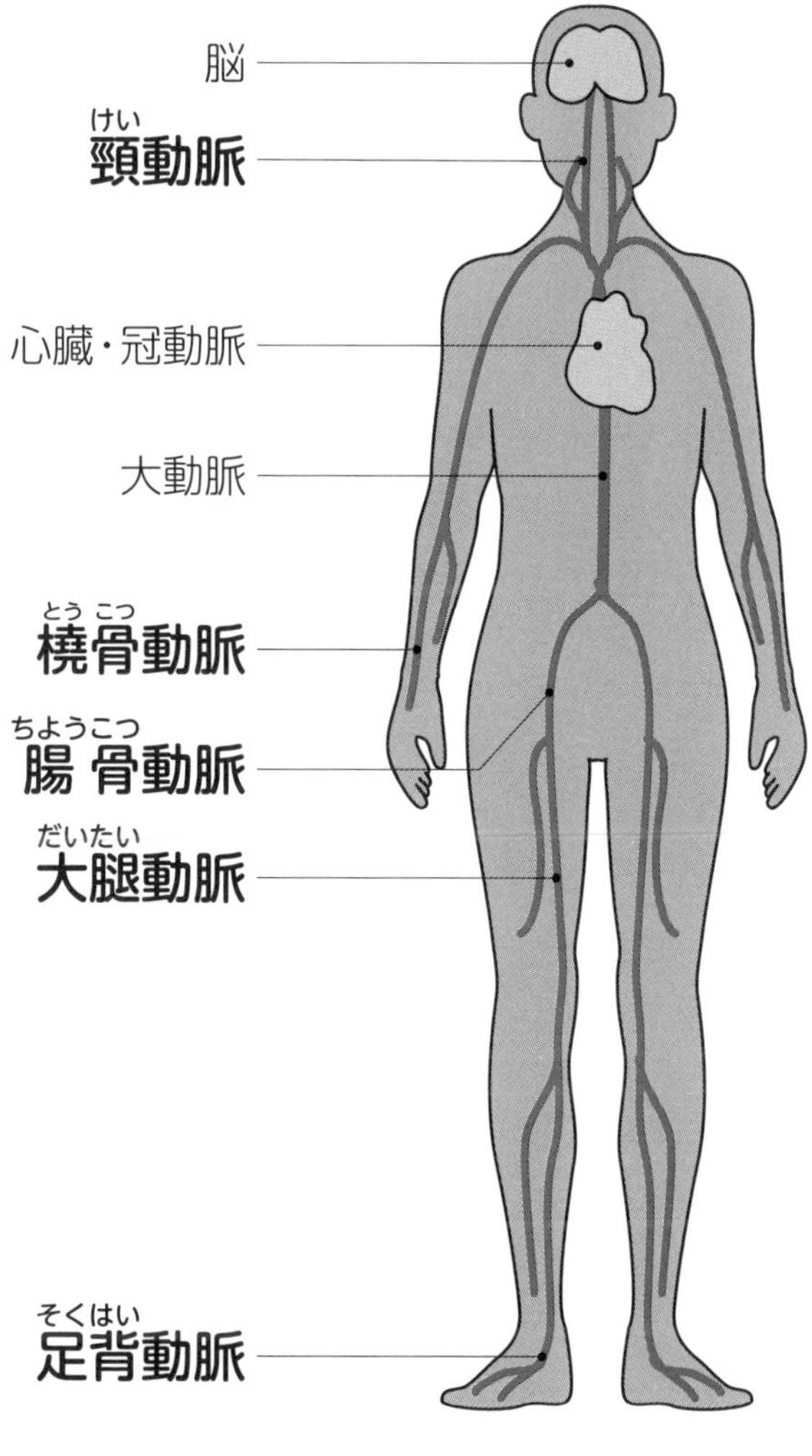

血管が分岐するところは詰まりやすくなります

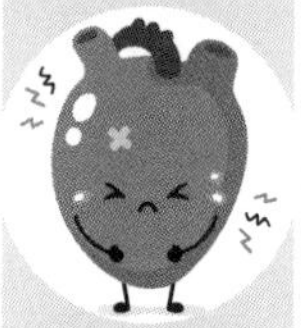

心拍数が多い人ほど心臓病の死亡リスクが上がる

心臓の1分間の拍動（心拍）は、成人の場合、50回から80回が正常です。それ以上多いと、心臓によけいな負担がかかります。

ただし、高齢になると減ってきて、50回を切る場合もあります。

心拍数と死亡率の関係について、山科章《やましなあきら》・東京医科大学名誉教授の研究があります。

山科教授は、１９７７年の健診を受けた40〜64歳の男性５７３名を、１９９４年まで追跡。心拍数を60以下、60〜69、70〜79、80〜89、90以上に分けてくらべたところ、90以上の群で「死亡率がもっとも高い」ことがわかったのです。60未満の群でいちばん死亡率が低く、90以上の群は60未満の群に比較して38・２％も上昇していました。

また、家庭血圧計による血圧、脈拍数から長期追跡調査をした「大迫《おおさこ》研究」では、血圧に関係なく脈拍数70／分以上では70／分未満にくらべてリスクは高く、血圧１３０／85㎜Hg未満の群で70／分以上は２・１６倍、血圧１３０／85㎜Hg未満の群で70／分以上は約１・９倍のリスクになっていました。

海外にも同様の研究は数多くあり、「心拍数が上昇するごとに、死亡率が上昇する」ことがわかっています。心拍数が多い人たちを調べた結果、高心拍数は高コレステロール、高血糖、高血圧、肥満などと深い関係があることが、あきらかになっています。

心拍数の理想値は?

★心拍数からみた死亡率

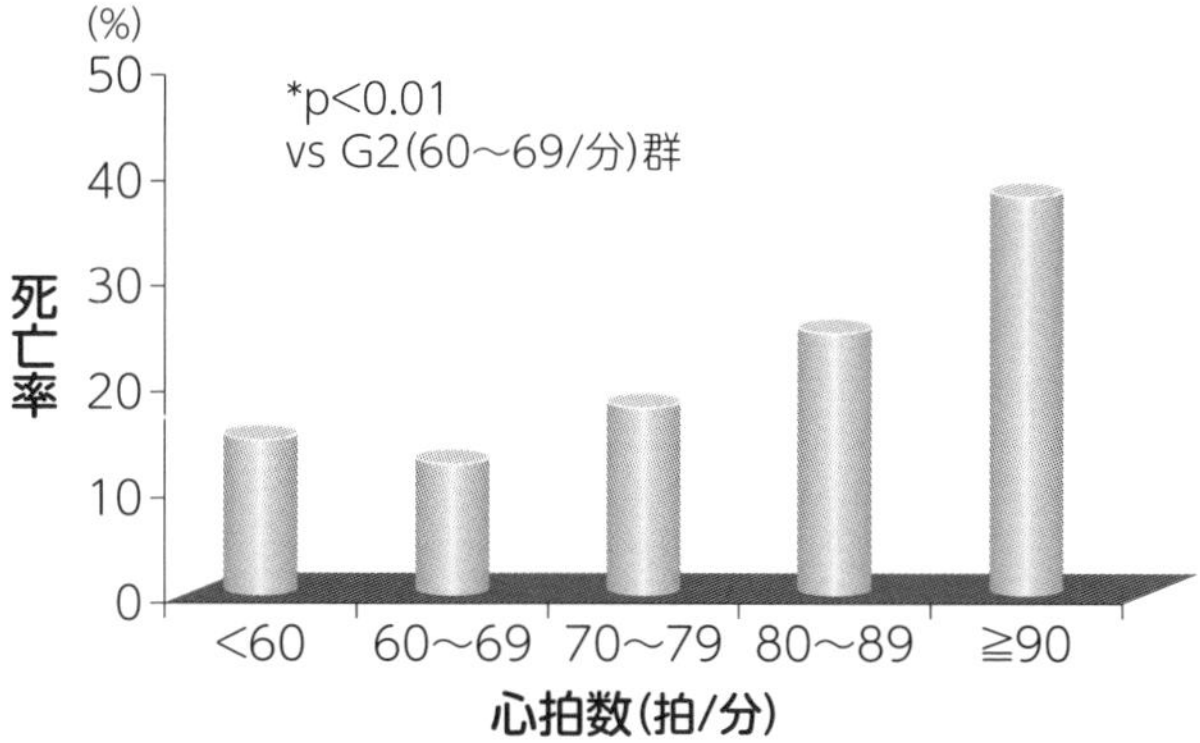

Fujiura Y, et al. J Clin Epidemiol 54;495-500, 2001

わが国の代表的なコホートである福岡県田主丸町研究では、40歳から64歳の男性573名を18年にわたって追跡。高心拍数の人ほど死亡率が高いのがわかります。

★哺乳動物の心拍数と平均寿命

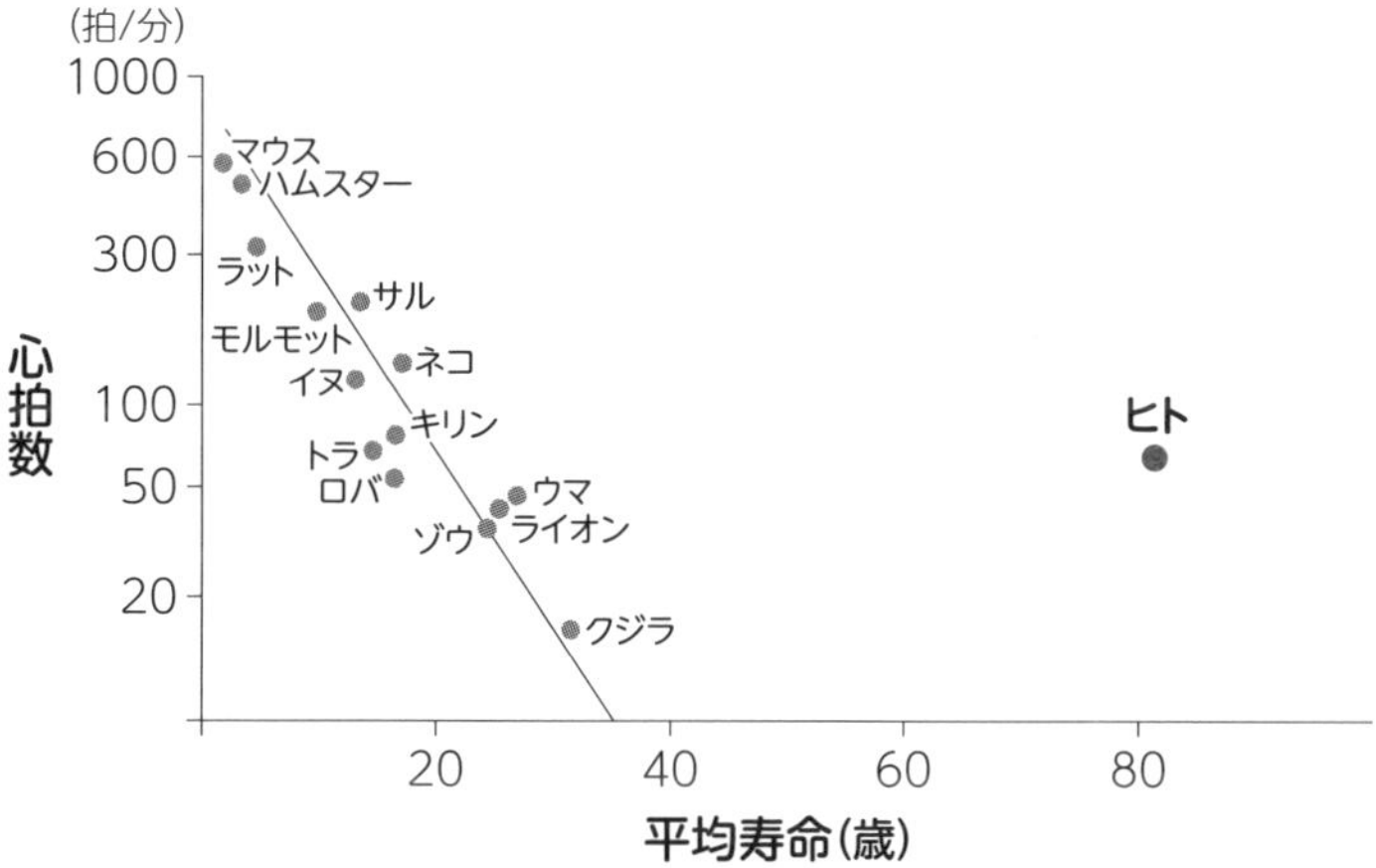

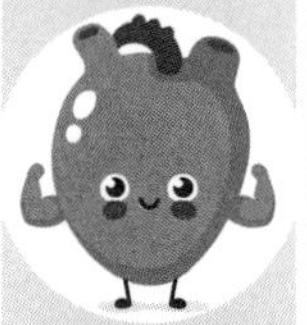

自律神経が強い人は免疫が活性し感染症やがんになりにくい

病気を防ぐのは、抵抗力・免疫力です。私たちの体には「免疫」という自己防御のシステムが備《そな》わっています。抵抗力・免疫力が強い人もいれば、弱い人もいます。

抵抗力・免疫力は自律神経が支配しています。ですから、自律神経を鍛えて強化すると、抵抗力・免疫力がアップし、細菌やウイルスなどに負けない体になるのです。

風邪《かぜ》をひくと痰《たん》や咳《せき》が出ますが、これは風邪のウイルスを免疫細胞の白血球が食べて分解するからです。その残骸が痰であり、痰を体の外に出すために咳をするわけです。

免疫力のカギは、白血球の中にある顆粒《かりゅう》球とリンパ球です。顆粒球は、細菌や死んだ細胞など、大きな異物を飲み込み処理します。

いっぽうリンパ球は、ウイルスなど微小な異物や、がん細胞などを攻撃します。リンパ球は異物を「抗原」と認識すると、抗原を無毒化する「抗体」をつくって対応します。

現代に多いアレルギーは、抗原に対して体を守るはずの抗体が過剰《かじょう》に作用した結果、発症します。

免疫力が強いということは、自律神経が強いということ。自律神経が弱いと病気になりやすいし、強ければ病気になりにくいのです。

がんも、交感神経が過剰に働きつづけることで免疫力が低下し、発症します。自律神経を強化すると、がんにもなりにくいのです。

自律神経と免疫の活性

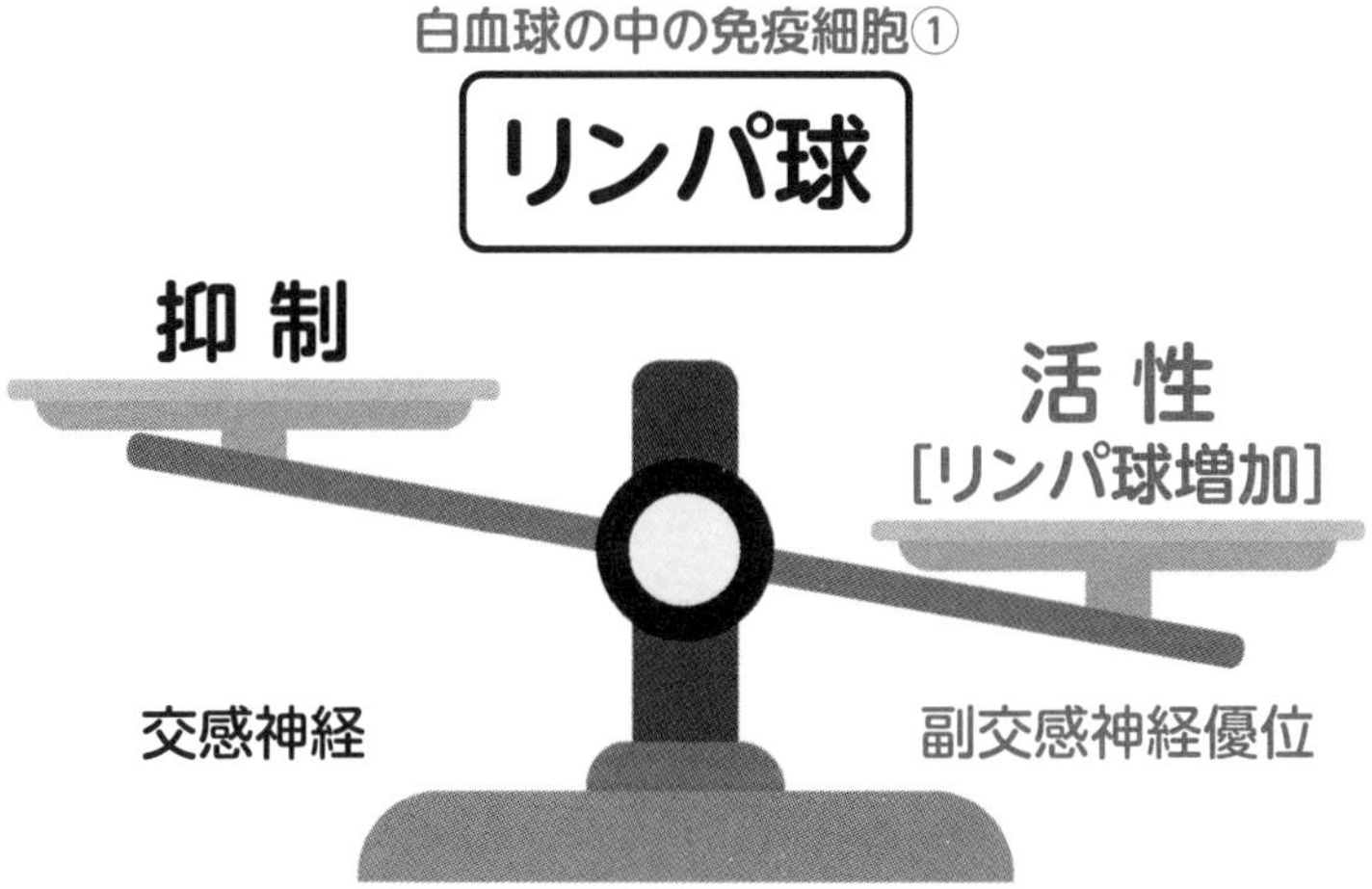

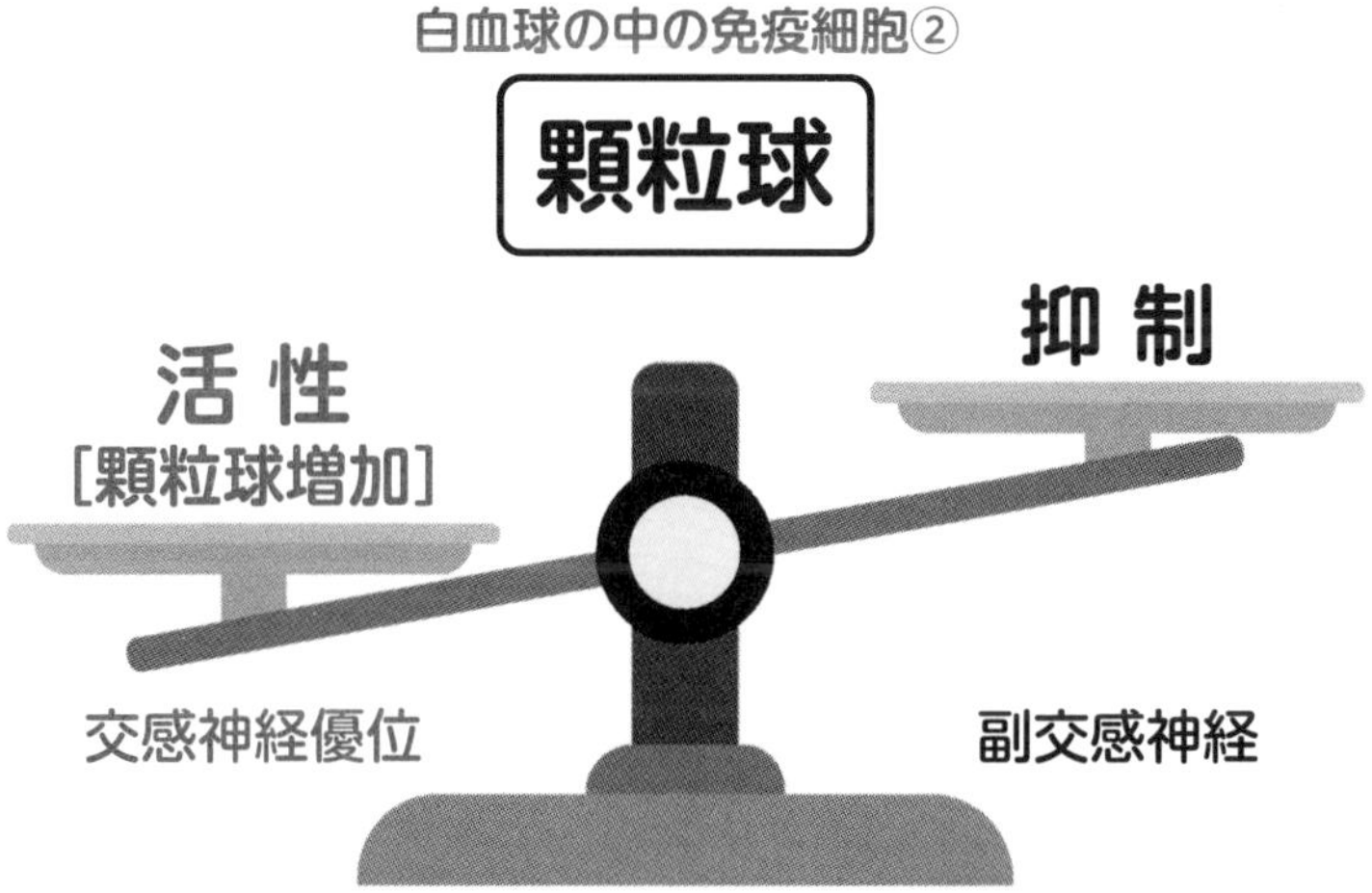

顆粒球は活性化されると、免疫促進分子を放出して、
いろいろな感染を治めます。

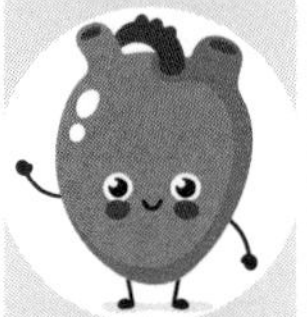

自律神経は交感神経・副交感神経のバランスより「強さ」が大切

自律神経は、自分の意思とは無関係に血液循環や臓器の働きをコントロールする神経です。血液が全身を巡《めぐ》るのも、寝ているときも心臓が動きつづけるのも、自律神経が働くからです。

自律神経には「交感神経」と「副交感神経」があります。

自律神経の中枢《ちゅうすう》は脳幹《のうかん》の延髄《えんずい》という部分にあり、そこから交感神経は脊髄《せきずい》に分布し臓器に伸びています。また、副交感神経は臓器に点在しています。

活動のときは交感神経が優位に、いっぽう、休息のときは副交感神経が優位になります。そのため、交感神経と副交感神経は相対的な関係にあるととらえられています。

両者の切り替えがうまくいっていれば、それは自律神経のバランスがとれているということ。バランスがとれていれば、健康が保たれて病気になりにくいし、バランスが崩れていれば、いろいろな不調が起こります。

両者の関係は相対的ですが、対立する関係ではなく、協調して働きます。このことは、医学の専門家にもあまり知られていません。

そして、このことも医師でさえ知っている人はほとんどいませんが、自律神経には「強さ・弱さ」があります。

そして、自律神経が強いことが、心臓をはじめとする全身の健康に大きく影響しています。バランスよりも、強さのほうが大事なのです。

交感神経と副交感神経の相対

交感神経優位		副交感神経優位
速い	◀心拍▶	ゆっくり
収縮	◀血管▶	拡張
上昇	◀血圧▶	低下
速い	◀呼吸▶	ゆっくり
促進	◀発汗▶	抑制
抑制	◀胃腸▶	活発
緊張	◀骨格筋▶	ゆるむ
縮む	◀瞳孔▶	ひらく

交感神経が優位すぎると…

- 頻《ひん》脈《みやく》・動悸《どうき》・不整脈
- 息切れ
- 食欲低下
- 下痢・便秘・下腹部の張り
- 胃痛
- 倦怠感
- 口の渇《かわ》き
- 頻《ひん》尿《によう》
- 多《た》汗《かん》症《しよう》

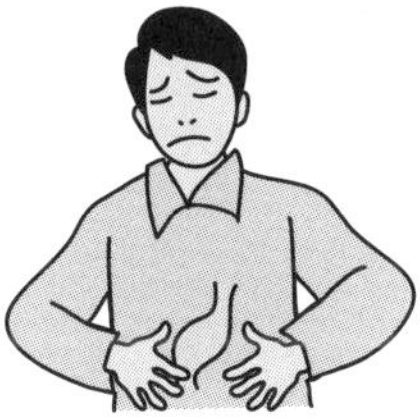

- 頭痛・頭《ず》重《じゆう》感《かん》
- 筋肉の緊張、背部痛
- 手足の冷え
- 微熱《びねつ》
- 耳鳴り
- 不眠
- 憂うつ
- 焦《しよう》燥《そう》感《かん》
- 集中力の低下

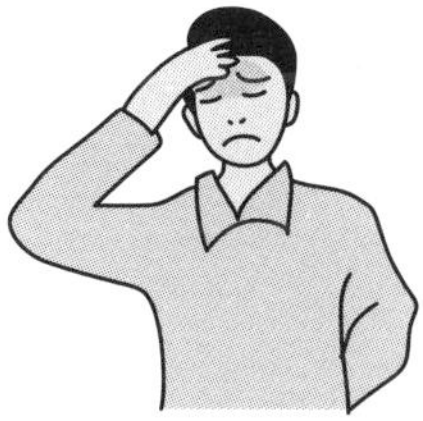

ハート博学❶

自律神経が切断されても移植された心臓が動くわけ

心臓は自律神経によって自動的に動いています。心臓の洞結節《どうけつせつ》という部分に自律神経がきており、房室《ぼうしつ》結節という部分が神経の節目です。

心臓移植では、移植を受ける人のそれまでの心臓は、取り出すときに自律神経が切断されます。提供者の心臓も取り出すときに自律神経は切断され、洞結節も房室結節もなくなります。

こうして移植されますが、移植を受けた人の心臓は、自律神経がつながっていないのに、移植前と同じように自動的に動きます。

なぜ、動くのでしょうか。不思議だと思いませんか？　じつは、自律神経は脳から心臓にきていますが、それとは別に、脳からの指令で副腎から放出されたアドレナリンなどのホルモンが、心臓に作用します。心臓は自律神経とホルモンの二重支配を受けているのです。

自律神経は切れていますが、これらのホルモンが働くので心臓は動くのです。自律神経が切断されていても、脳から副腎に「ホルモンを出して心臓を助けるように」との指令がいくのです。

腎臓はこの信号が届くと、アドレナリンなどのホルモンを分泌します。このような仕組みで、以前とかわらずに心臓は動きつづけるのです。

3章

自律神経を鍛えて「閾値《いきち》」を高めよう

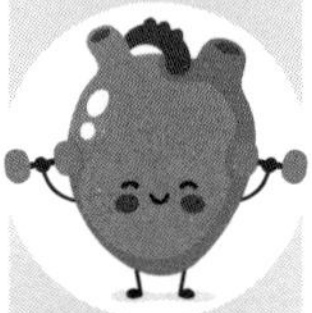

心臓を動かす自律神経は その「閾値」が高いほどよい

自律神経の「強さ・弱さ」とは、いったい、どういうことでしょうか。

強さ・弱さを私は「自律神経の閾値《いきち》」と言い表しています。自律神経の閾値とは、体の感覚に反応を起こさせる最小限のレベルのことです。

たとえば、突然、震度5程度の地震が起こったとしましょう。即座に反応して2階のベランダから飛び降りたり、庭に裸足《はだし》で飛びでたりしてケガをする人が実際にいます。こういう人は、閾値が低いといえるのです。

いっぽう、同じ震度5の地震がきても、冷静に様子を見て、じたばたせず落ち着いて行動できる人もいます。こういう人は自律神経の閾値が高いのです。

他の例では、自律神経の閾値が低い人は、日常の仕事や人間関係において、ちょっとしたことにもすぐに動揺《どうよう》したり、精神が不安定になって落ち込んだり、いつまでもくよくよしたりします。

いっぽう、自律神経の閾値が高い人は、嫌《いや》なことがあってもあまり動揺しないし、落ち込むこともありません。

これらのことは、普通はその人の性格や特徴として捉《とら》えられますが、ほんとうは、その人の自律神経の強さ、弱さがそうさせているのです。

自律神経がその人の性格や体力を決めている……とまではいえませんが、影響していることは間違いありません。

自律神経の閾値を高める

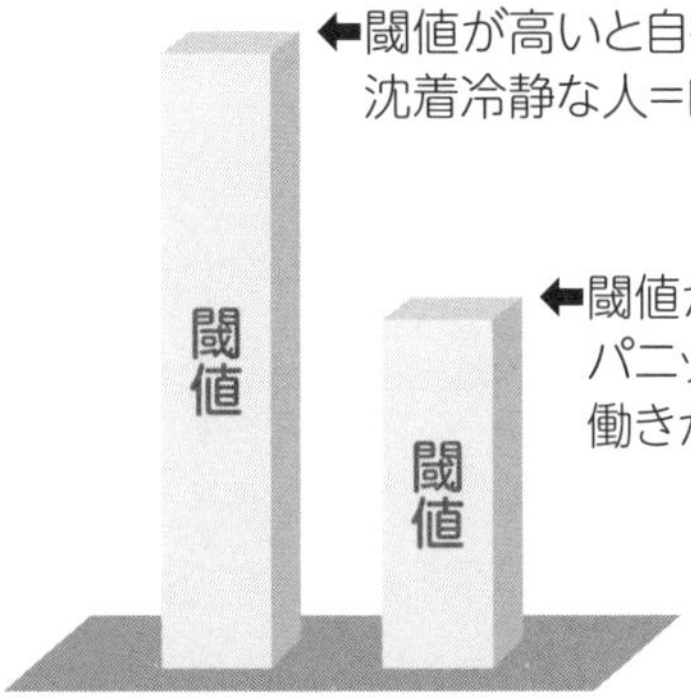

←閾値が高いと自律神経は緊張しにくい。
沈着冷静な人=自律神経の働きが強い。

←閾値が低いと自律神経がすぐに緊張。
パニックになりやすい人=自律神経の働きが弱い。

閾値の高い例

- サウナに長い時間入れる
- 会議中は空腹にならない
- 深く感動できる

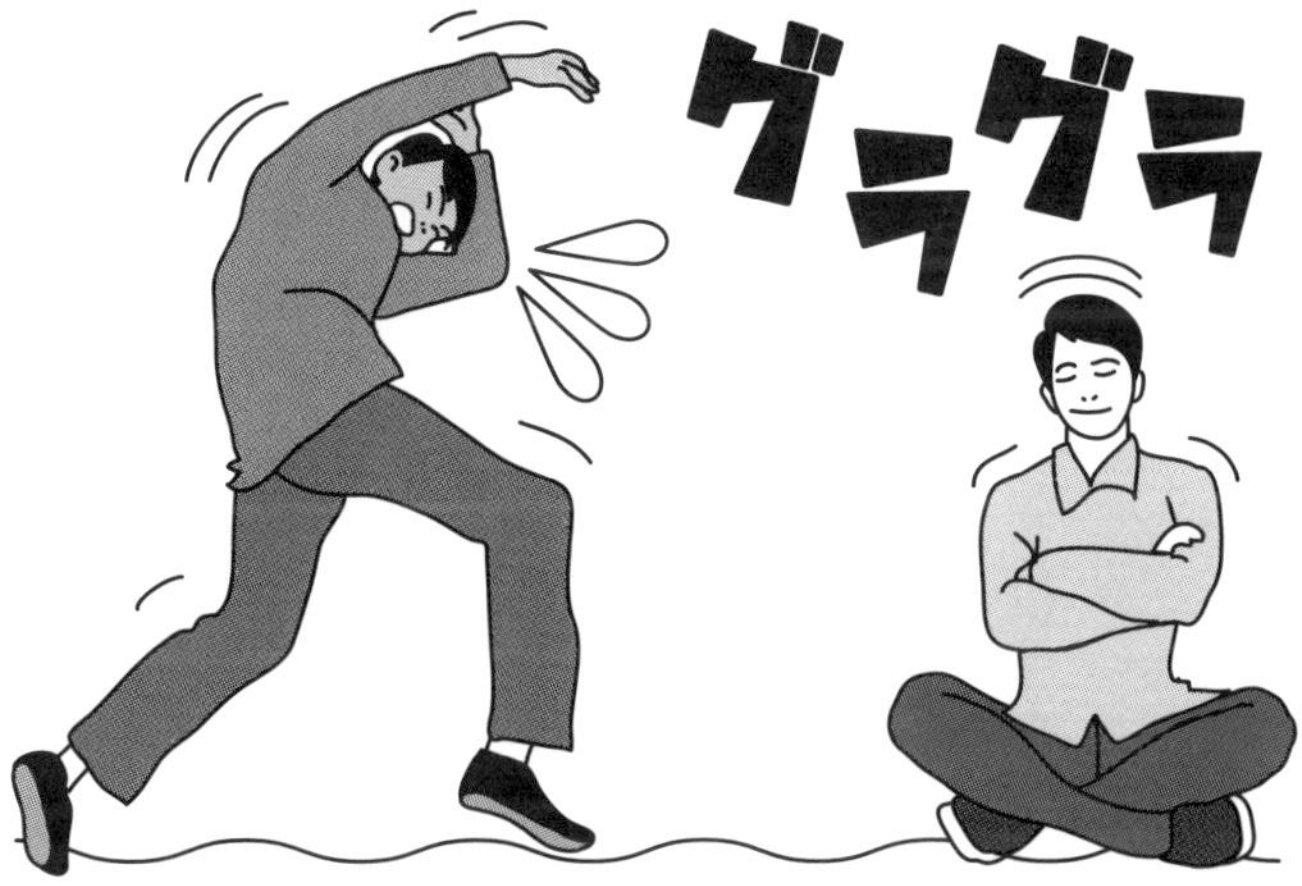

自律神経の閾値を高めよう!

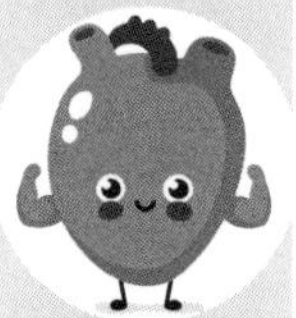

自律神経を鍛えて強くすれば冷静・不動の心が養われる

自律神経は、交感神経と副交感神経の「バランス」が大事だといわれます。

それは間違いありませんが、それよりももっと大事なのが「強さ」です。

たとえば、一流のアスリートで、自律神経が弱い人はまずいません。いい換えると、自律神経が弱い人は、トップアスリートにはなれないでしょう。オリンピックなどの大舞台で、自律神経が過度に緊張すると、実力どおりのパフォーマンスはできません。

大舞台でも、多少は緊張しつつも冷静に競技することができるから、金メダルに輝くなど、よい成績を残せるのです。

プロ野球で、絶体絶命のピンチのときに登板をするリリーフピッチャーもまた、自律神経が鍛えられていて強いからこそ、動じることなく、実力どおりのパフォーマンスを発揮し、ピンチを切り抜けることができるのです。

自律神経が鍛えられると、何かあっても焦《あせ》ったり動じたりしなくなります。このことは、集団や社会で生きていくうえで、とても大事なことです。

ビジネスマンは、会議で新企画のプレゼンをするさい、アガらずに堂々と自分のプランを披露することができるでしょう。

また、急なトラブルが起きたときも、冷静に対処し、問題の解決に対処することができるのです。

自律神経が強くなると…

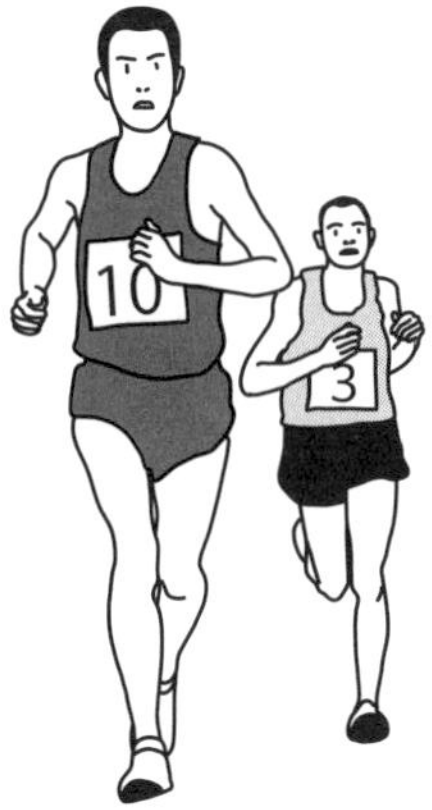

- 活力が湧いてくる

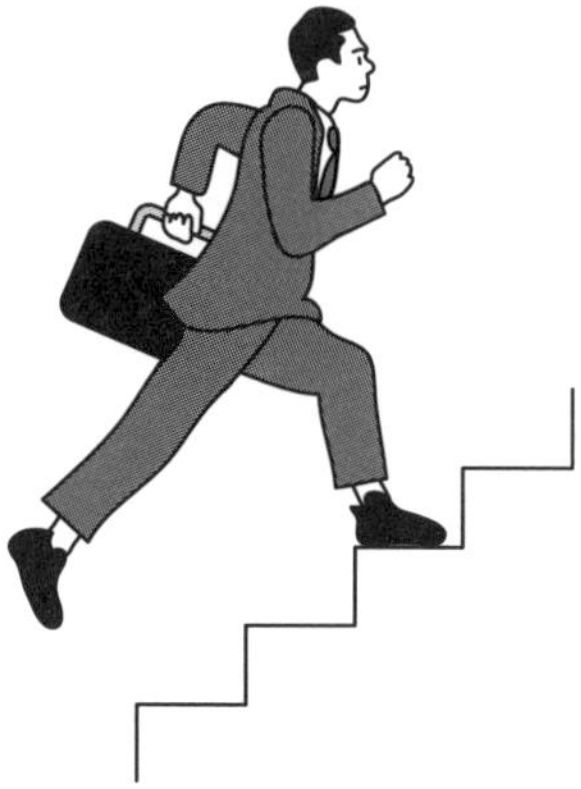

- スタミナがつく

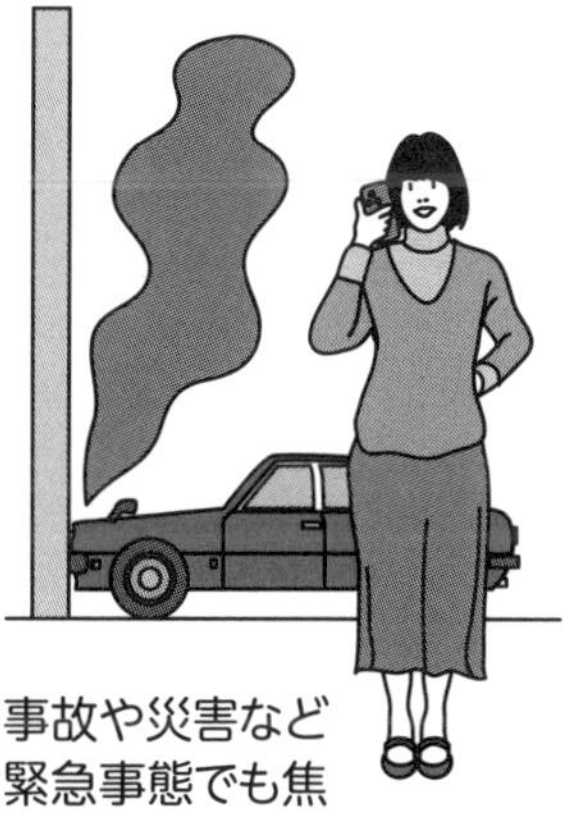

- 事故や災害など緊急事態でも焦らない

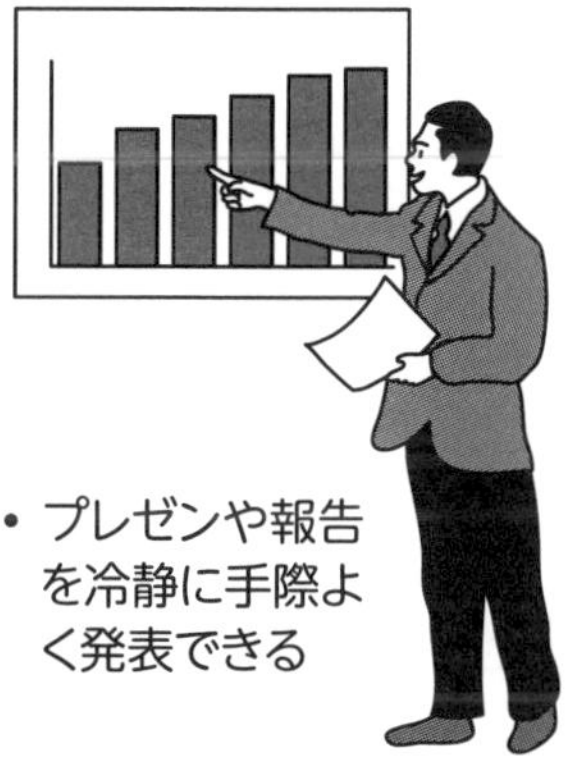

- プレゼンや報告を冷静に手際よく発表できる

- スピーチでアガらなくなる
- 試験やスポーツの競技会で実力が発揮できる
- 気候の変化に強い体になる
- 仕事が山積みでも対処できる

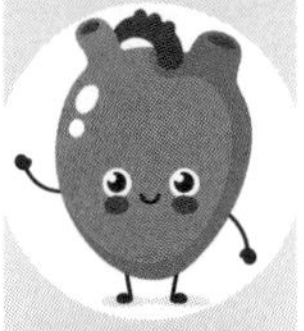

協調関係にある交感神経と副交感神経の「閾値」を上げよう

交感神経は活動のとき優位に働き、副交感神経は休息のときに働きます。

そのため、交感神経と副交感神経はシーソーのような関係にあるとか、あるいは、対立する関係にある——などと捉《とら》えている人が多いようです。

ところが、その見方は間違っているのです。対立的関係ではありません。両者は互いに協調しながら、互いの働きを高めていくのです。

ただし、何かの刺激に直接的に反応して働くのは交感神経で、副交感神経は交感神経が鎮《しず》まってから働きます。

副交感神経自体は、外部からの刺激に直接反応するわけではありません。交感神経に付いて働くといえばよいでしょう。けれど、副交感神経の働きが強くなると、交感神経の働きも高まります。

このように、両者は協調関係にあるのです。普段から意識的に自律神経を鍛《きた》えていると、自律神経の閾値が高くなります。

そうすると、それに呼応《こおう》するように副交感神経の閾値も高くなるのです。

左のページのイメージ図を見てください。自律神経と副交感神経は、綾《あや》を織るように「らせん（スパイラル）」を描き、両方の閾値が上がっていきます。

自律神経を鍛えるさまざまな方法については、つぎの章で個別に紹介していきます。

自律神経は対立でなく協調の関係

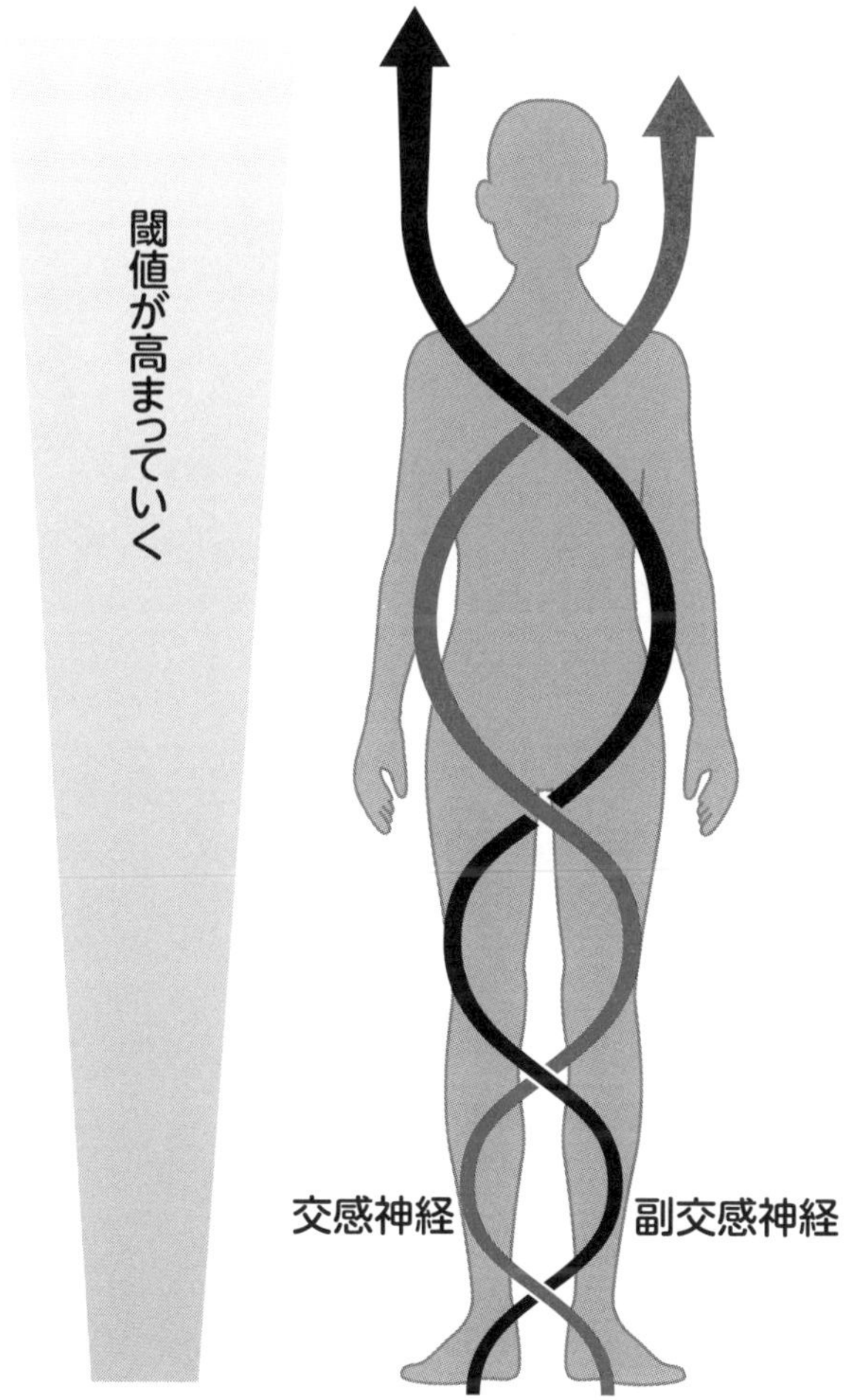

2つの自律神経は、らせんを描くように協調しながら影響し合っている。これを鍛えて、閾値を高めることが大切です。

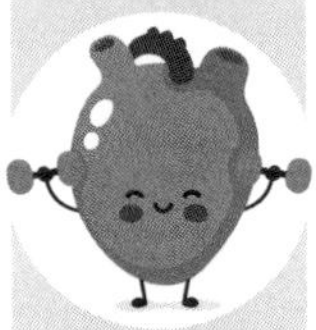

自律神経が強ければ脈拍も血圧も上がらず、心臓の若さが保てる

緊張や興奮がピークに達すると、心臓は早鐘《はやがね》を打ち、血圧は上がります。気が小さいといわれる人、短気な人などは、すぐにうろたえたり怒り出したりして、心臓がパニックのような状態になってしまいます。

このようなことがたびたび起こると、心臓や血管によいわけがありません。焦《あせ》ったり怒ったりするたびに心臓に負担がかかり、血管もいじめられます。

ところが、自律神経が強ければ、感覚の閾値が上がり、多少の刺激を受けてもすぐにパニックになることはなくなります。

ムダに交感神経が高ぶることはなく、自律神経のバランスは安定しており、平常心が保たれているからです。

拍動も血圧も安定しているので、血液も安定して順調に流れ、血管も傷《いた》められることはなく、血管も心臓も若さを保てます。

私はこれまでに、2万3000回ほどの心臓手術をおこなってきました。若い頃は、慣れない手術を執刀《しつとう》する際には、手が震《ふる》えてしまうこともありました。

緊張のあまり交感神経が極度に高まり、アドレナリンが放出され、血圧や脈拍が高くなっているため、手の震えが止まらないのです。

手術の経験を積み、手が震えることはなくなりましたが、それは自律神経が鍛えられたからに他なりません。

自律訓練法でセルフケアする

自律神経のバランスをとるトレーニングに「自律訓練法」があります。自律神経を間接的に鍛える方法ともいえるこのリラクセーション法が有用です。

自律訓練法のおこない方

【準備】 背もたれのあるイスに姿勢よく座る。あおむけに寝てもよい。ベルト、時計、眼鏡など体を締めつけるものは外す。明るくない、静かな場所でおこなう。

【訓練の手順】

① 姿勢を整えて目を閉じる。
②「気持ちがおちついている」と心の中で数回唱える。
③「右腕(利き腕のほう)が重たい」と心の中で数回唱える。
④ 手をグー・パーする、腕を屈伸、背伸び……などの消去動作をおこなって、眼を開ける。

【回数】 ①〜④までを数回繰り返す。1回5分くらいで1日3〜4回練習していくと、数週間で利き腕の重い感じが何となくわかるようになります。

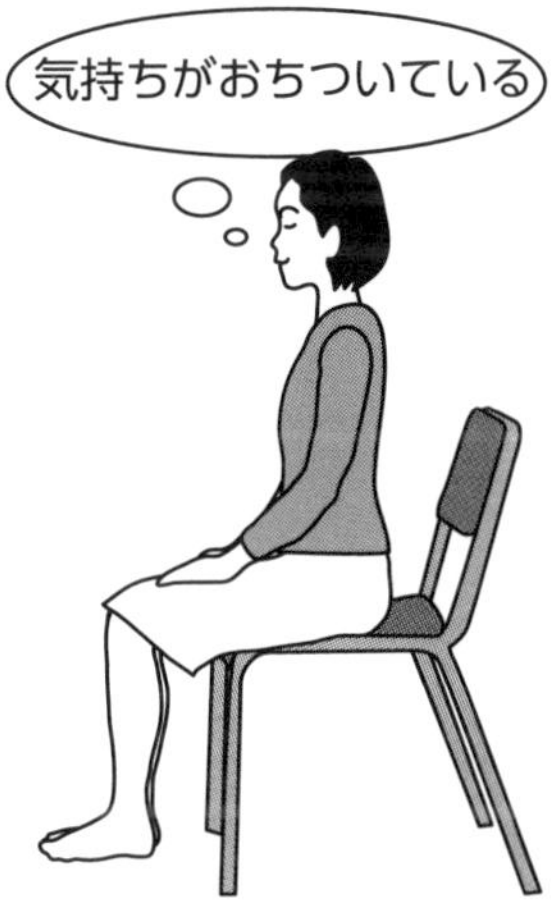

【言い換え】 その後は、利き腕を「反対側の腕」「両腕」、それがマスターできたら「両腕と利き足」「両腕と反対側の足」「両腕両足」というように言い換えて、練習を進めていきます。両腕両足の重感がわかるようになったら、同じ要領で「重い」を「温かい」に言い換えて、利き腕から両腕両足まで練習します。

【効果】 この自律訓練法により、疲労回復、精神状態が良好、生産性が向上などの効果が得られることがわかっています。

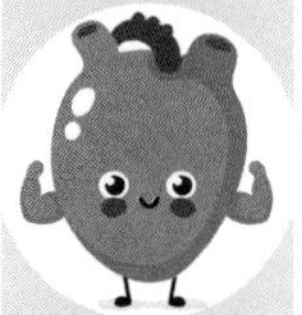

ピラミッド型に積み上げた自律神経は崩れにくく活力にあふれる

自律神経を鍛えるための方法は「運動」や「サウナ」など、いろいろとあります。仕事でがんばることも、その1つです。

しかし、1つのことに偏《かたよ》るのはよくありません。その典型が、仕事を必死にがんばるだけ、他には趣味もないし、打ち込むこともない、気晴らしは酒だけ……などという人生。

これではバランスが崩れてしまうだけです。

こうした傾向は男性に顕著《けんちょ》ですが、仕事を持った女性にも意外にみられます。

ビジネスパーソンの場合だけでなく、歌手で歌をうたうだけ、スポーツ選手でスポーツをするだけなどの場合もそうです。

1つのことだけをつづけ、それ以外のことは何もしない人生は、その環境が失われたとき、自律神経の閾値は簡単に崩れてしまいます。

活力は、交感神経を鍛えるベースをひろげ、あたかもピラミッドを積むように強く、大きくなっていくものです。

左ページの下の図は「仕事」が突出しています。交感神経は、仕事によってのみ刺激されています。

いっぽう、上の図は仕事をはじめ、さまざまな要因が交感神経を相乗的に高めています。

このような方法を日々実践することでつくり上げた自律神経と活力は、簡単には崩れません。そしてそれは、心臓と全身の健康維持の基本となるのです。

自律神経を強靭にする

ピラミッドをつくるようにさまざまな分野で自律神経の閾値を高めていけば崩れにくい

■自律神経=交感神経と副交感神経をバランスよく鍛えている人

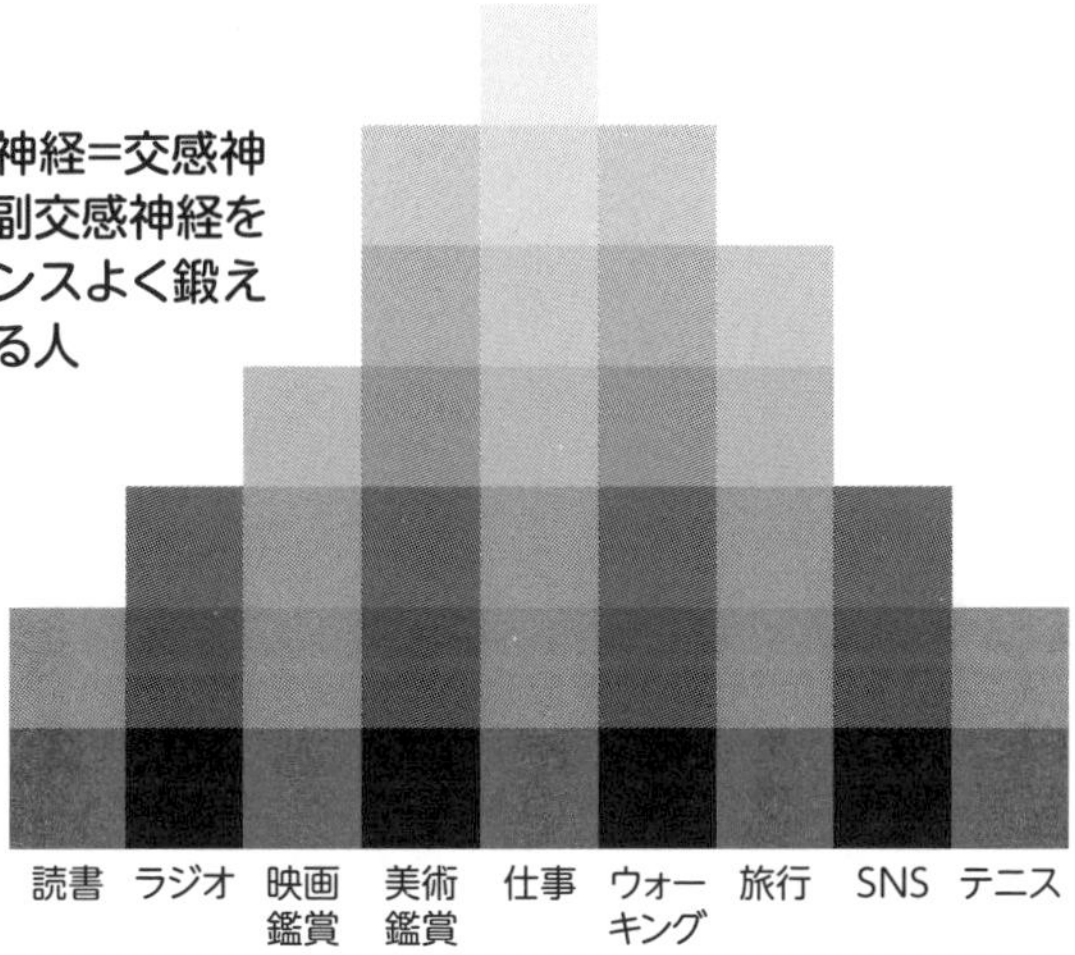

■交感神経が過剰の人

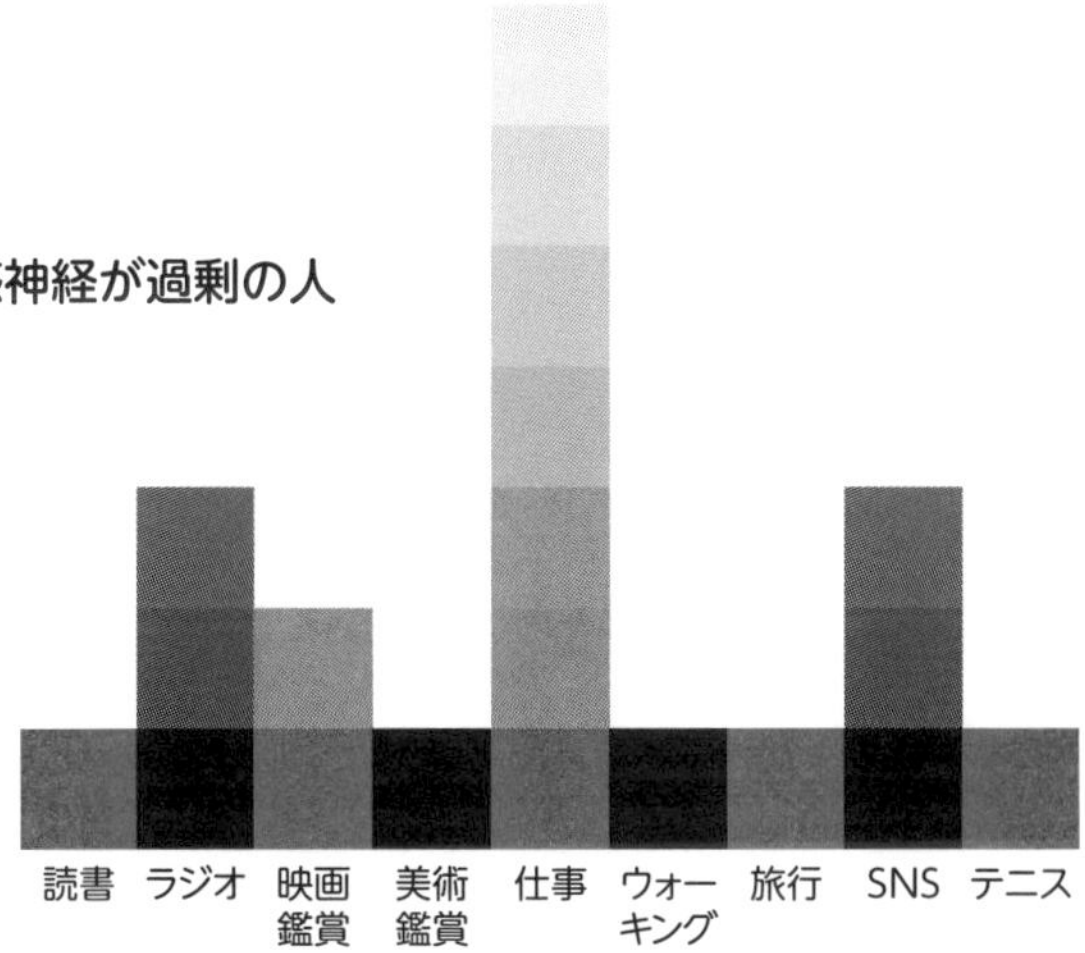

ハート博学❷

スポーツ観戦も、興奮しすぎると心臓が危ない

海外では、サッカー観戦で興奮しすぎて急死した例があります。2019年に「サッカー観戦により心筋梗塞などの心血管イベント（心筋梗塞や脳卒中など、心臓と循環器系の突然の病気の発症）が優位に増える」という論文が『Journal of Sports Sciences』に掲載されました。中国の研究者による発表です。

サッカーの試合観戦により、心筋梗塞など循環器系の致死的イベントが男女ともに高くなることが確認されたというのです。しかも、応援チームの勝敗別に解析したところ、心筋梗塞などのリスクは応援チームが負けたときに高くなり、勝ったときは低くなったと報告されています。

また、ドイツの研究で、サッカーWカップの開催年、ドイツチームの試合の日には心筋梗塞の件数が増えていることが明らかになりました。強豪国が相手の試合で件数が跳ね上がっているというのです。

サッカーは熱狂的なファンが多く、会場での観戦は、集団心理も働き狂燥《きようそう》的になりやすいスポーツです。興奮を誘いやすく、興奮が極地に達すると交感神経もピークになり、ついには破綻してしまいます。急死するのは、こういうわけです。

サッカーだけでなく、ラグビーやアメリカンフットボール観戦も、そうした傾向があると思われます。

4章

心臓を元気にする運動「パワーウォーキング」

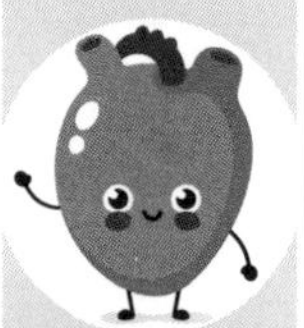

「運動」は心臓を活性化するが過度なジョギングはNG！

心臓は〝適度に鍛える〟ことが大事です。自律神経の閾値を上げると、心臓が強く健康になります。

そのための方法として、もっともスタンダードなものが運動で、自律神経と心臓の健康に適しているのが各種のエアロビクス（有酸素運動）。酸素を取り込みながらおこなう運動です。酸素を取り込み、血液が全身を巡ります。

エアロビクス運動には、ジョギング、ウォーキング、水泳、サイクリング、エアロビクスダンスなどがあります。

これらのうち、過度なジョギングは、心臓への負担が大きすぎるので、１００年健康心臓には不向き。それどころか、心臓によくないのです。年齢に関係なく安全に、しかも日常的に手軽にできるのは「ウォーキング」です。

健康心臓のためのウォーキングは、適度に速く、ダイナミックに歩くことが大事で、その条件にぴったりかなうのが、「パワーウォーキング」という歩行法です。

パワーウォーキングは、モスクワ・オリンピックで金メダルを獲得したドイツ人の元競歩選手ハートヴィッヒ・ガウダー氏が、競技経験と、引退後に2度の心臓手術を受けたあとのリハビリ経験を通じて考案した運動法です。

背筋を伸ばし、腕を直角に曲げてしっかり振り、かかとから着地。つま先に向かいローリングすることで、有酸素運動を持続できます。

ジョギングは心臓によくない?!

★心臓によい運動

ウォーキング（速歩）

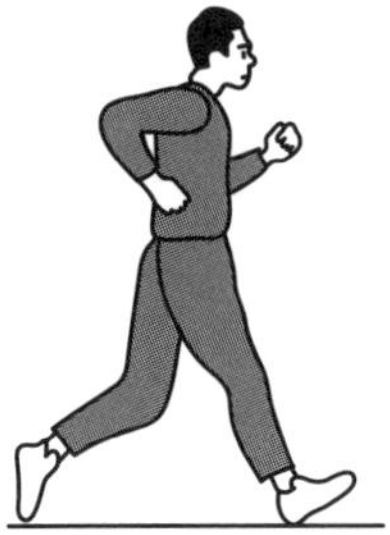

水泳（楽しむ程度の速さ）

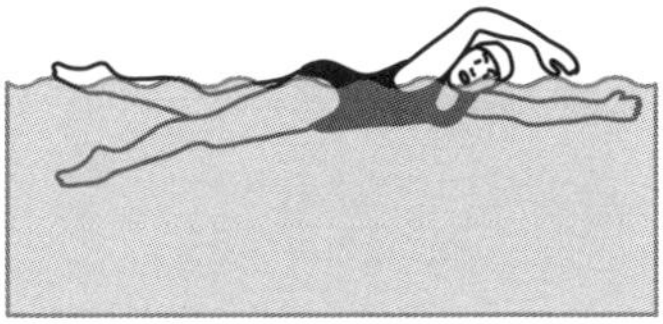

★心臓によくない運動

過度のジョギング

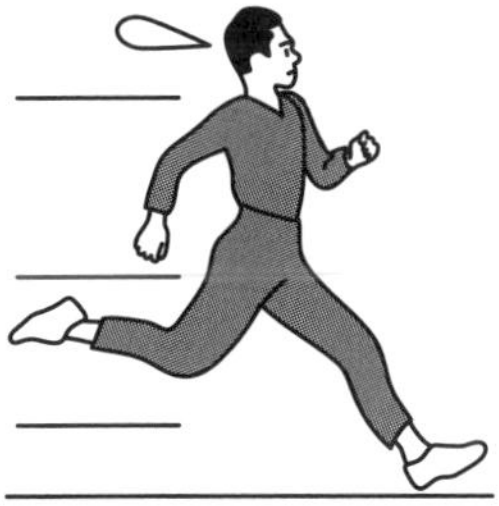

筋肉トレーニング

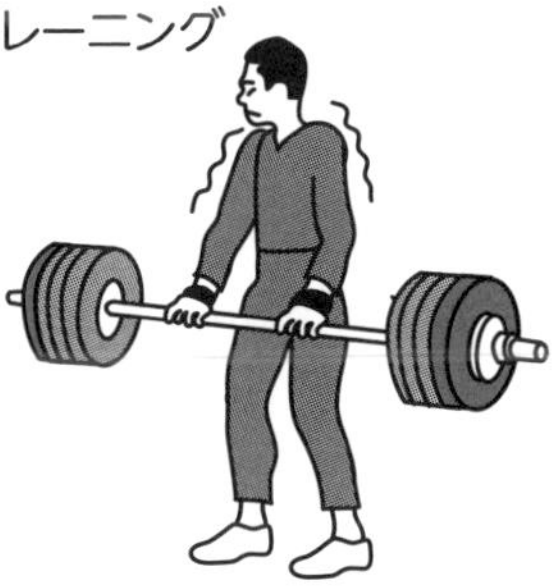

★心臓の活性に効果のない運動

のんびり歩き

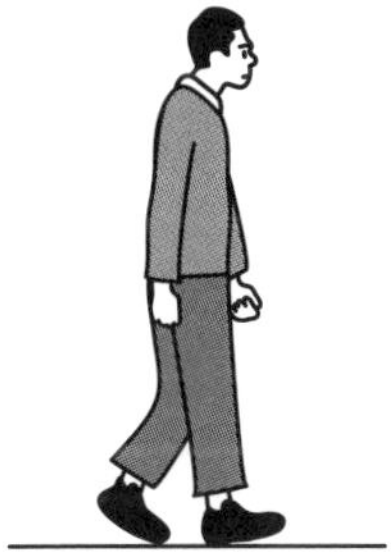

犬とぶらぶら散歩

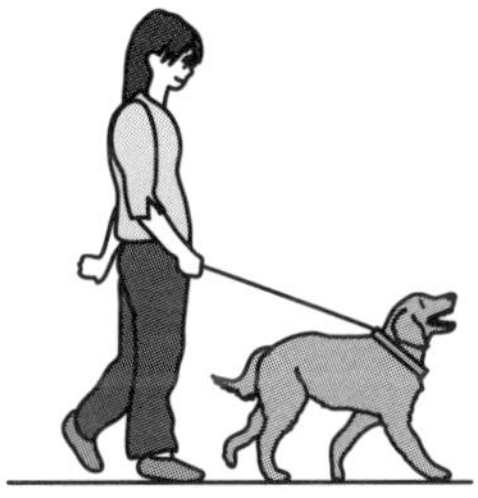

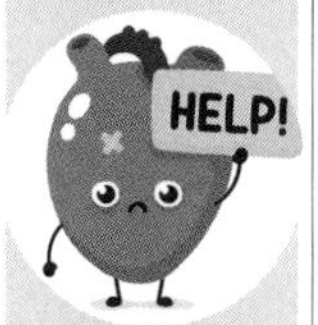

おすすめは「パワーウォーキング」。大事なのは距離でなく脈拍数

パワーウォーキングをうまくおこなうポイントは「心拍数」と「かかとから着地をする歩き方」です。

まず、心拍数について。よく、1日に何歩あるくとよいなどといわれますが、パワーウォーキングでは、歩数や距離はあまり気にしません。大事なのは脈拍数です。

しばらく歩いたら脈を測り、目標とする心拍数でウォーキングすることによって、体に最適な有酸素運動になります。

体に必要な酸素を100パーセント取り込むことができるので、心臓も無理なく働き、活性化します。

まず、その日に歩く時間を決めます。仮に1日60分として、30分を2回に分ける場合。

15分ほどパワーウォーキングしたら、心拍数(脈)を測ります。脈が目標の数字に達していたら歩行のスピードを落とし、達していなかったらスピードを上げます。このように調整して、つぎの15分を歩きます。

1回で60分歩く場合も、15分ごとに脈をチェックし、速さを調整します。

このようにしてパワーウォーキングを毎日おこなうと、すぐによい変化が出てきたことが実感できるはずです。

「いい運動になったなぁ」と感じることが、運動をつづけられるコツです。より効果を上げるためには、毎日継続して実践することです。

目標にしたい心拍数

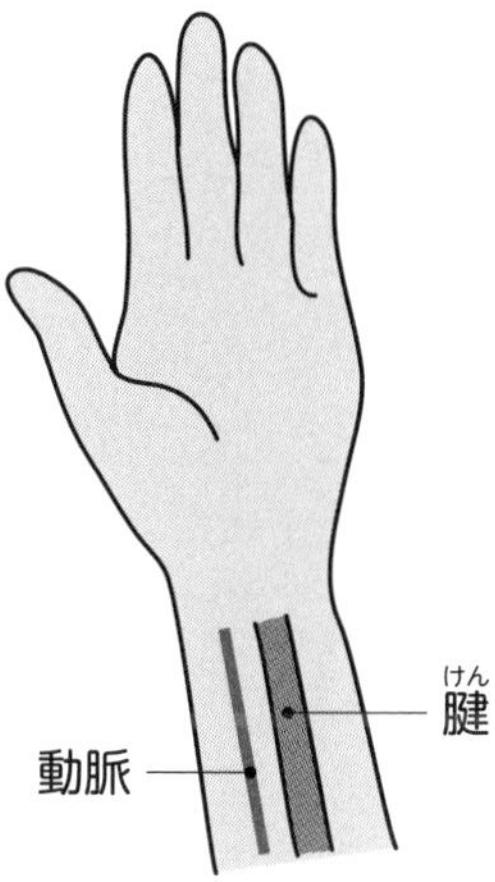

★脈の測り方

❶手のひらを上にしたとき、手首の真ん中に腱《けん》が見えます。腱の親指よりのくぼみに動脈が走っています。

❷反対の手の人差し指と中指、薬指をそろえて、手首の動脈に当てます。

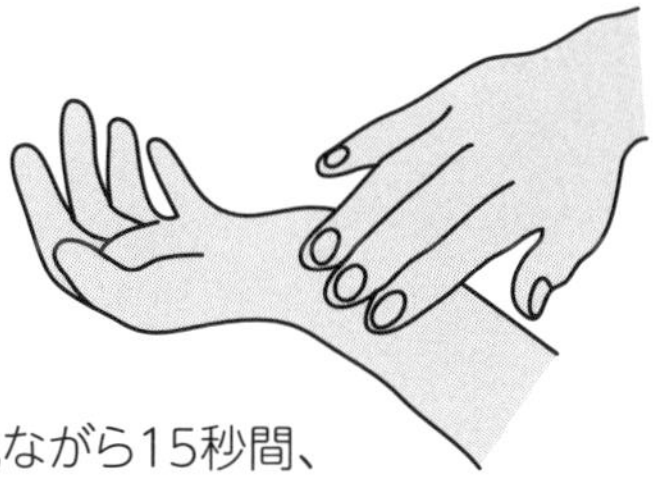

❸時計を見ながら15秒間、脈を数えて、4倍にします。

★パワーウォーキング後の「心拍数」の目標値

40代	108〜135	70代	90〜113
50代	102〜128	80代	84〜105
60代	96〜120		

★目標心拍数を維持するポイント

- 15分間パワーウォーキングをしたら、立ち止まって脈を測る
- 目標心拍数を超えていたら、歩くスピードを落とす
- 目標心拍数を下回っていたら、歩くスピードを上げる

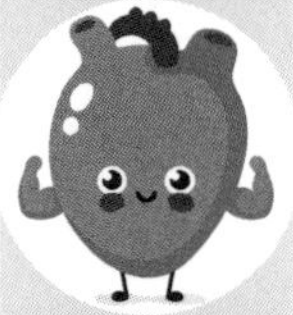

「かかとから着地、足裏全体で蹴って進む」がパワーウォーキングの基本

パワーウォーキングのじょうずな歩き方のもう1つのコツは「かかとからの着地」です。かかとを先について、足裏全体で蹴《け》って力強く前進します。

かかとから着地することで、足裏全体で着地するよりも、ふくらはぎの運動量がアップするからです。ふくらはぎは「第2の心臓」といわれますが、ここの静脈のミルキングアクション（筋肉のポンプ作用）が心臓を助けます。

走ったり歩いたりすると、筋肉が動いて静脈を圧迫し、心臓へ還《かえ》る静脈の血流が促進《そくしん》されます。それが、ミルキングアクションといわれる生理作用です。

パワーウォーキングという運動は、その効果がとても高いのです。

実際、パワーウォーキングでかかとから着地すると、静脈血を下から上へ送るミルキングアクションがアップします。静脈をミルキングすることで、10～20パーセントくらい心臓の補助になります。

これまで、ドイツや日本で数千人がパワーウォーキングを実践し、あきらかな効果が出ています。

「足のむくみが取れ、血行がよくなった」「体調がとてもよくなった」「よく汗をかけるようになった」「体重が10kg落ち、エネルギー代謝が促進することが実感できた」など、たくさんの喜びの声があります。

パワーウォーキングの基本の歩き方

★歩き方のポイント

- 上体をまっすぐにして立つ。姿勢を正しく
- 足はつま先が両足平行に
- 視線は前に、肘は直角に曲げる
- かかとから足をつけ、つま先に向かって足裏全体で蹴る

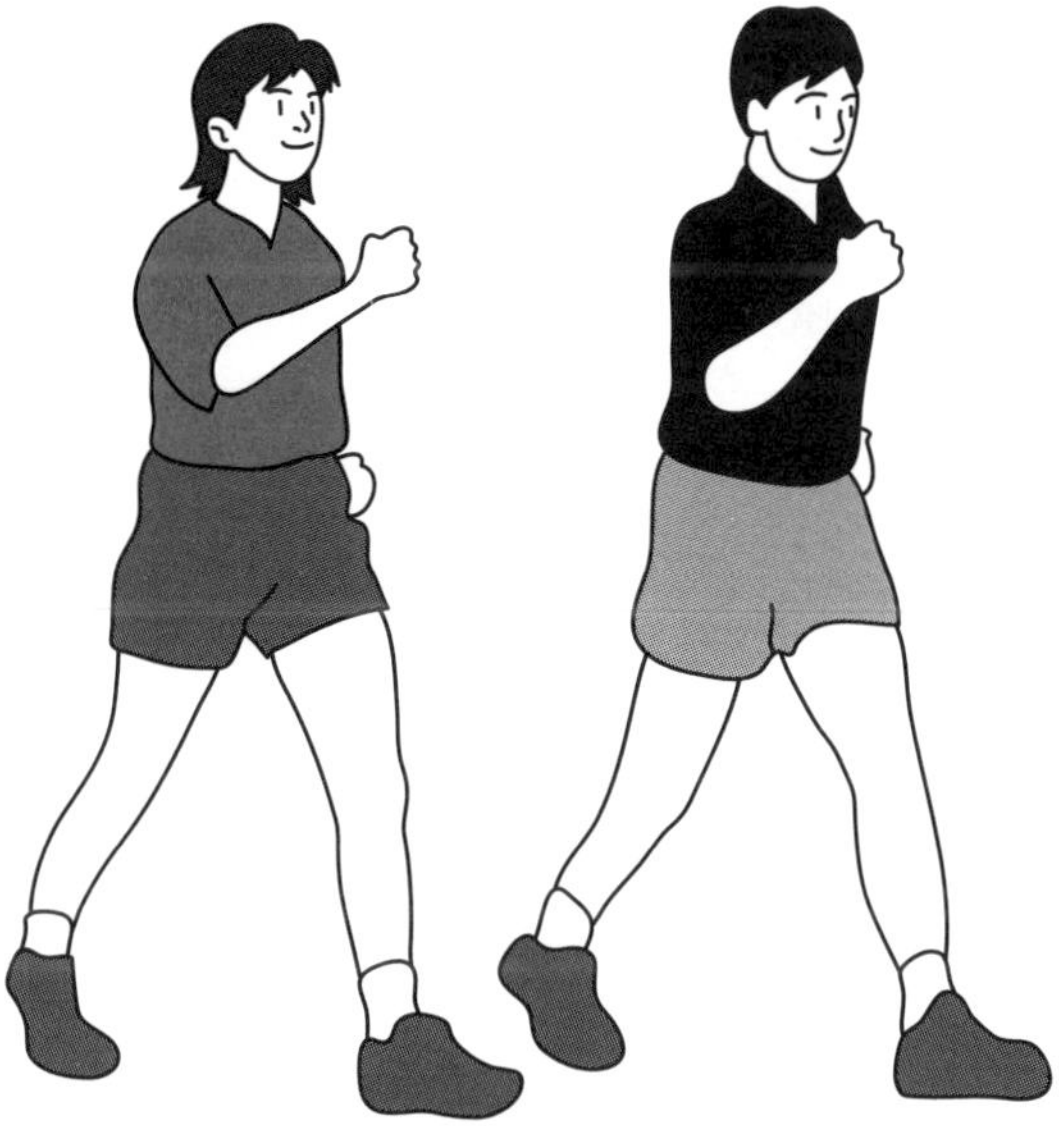

★靴選びのポイント

- 正しいサイズである
- つま先にゆとりがある
- かかとがしっかりと収まっていて抜けない

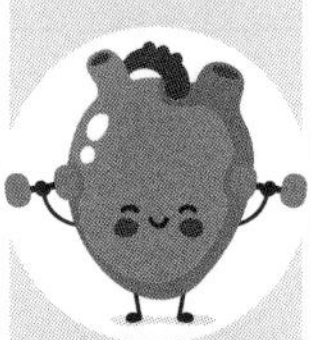

運動は「血圧の上と下の差」を大きくし、血管を若返えらせる

上の血圧（収縮血圧・最大血圧）と、下の血圧（拡張血圧・最小血圧）の数値の差は、人によって違います。2つの差を脈圧《みやくあつ》といいます。脈圧は大きいほど拍動流《はくどうりゅう》になるため、脈圧が大きいほど血管によいといえます。

動脈の血液は、波打って運ばれていきます。これは拍動流という動脈特有のものです。拍動のない流れは定常流《ていじょうりゅう》といいます。

拍動流の波打つ動きによって、血管の内膜《ないまく》にある内皮細胞《ないひさいぼう》が刺激されて、NO（一酸化窒素《いっさんかちっそ》）が増加します。

血管内にはエンドセリンという物質があり、それが血管を収縮させます。NOには、それに拮抗《きっこう》して血管内のLDLコレステロールの沈着や酸化を防ぎ、動脈硬化を防ぐ作用があります。

さらに血管の内膜（筋肉層）を拡張させるので、血管がひろがって血液の循環がよくなります。NOは、血管の若さを保つカギとなる重要な物質なのです。

血流と脈圧が正常に保たれなくなると、NOが減少して血管を狭《せま》くしてしまいます。

とくに、心臓の冠状《かんじょう》動脈のような小さな血管の狭窄《きょうさく》には、NOが関係しているとみられています。

運動の効用は、脈圧を大きくすることにあります。血液循環がよくなって、最小血圧が下がるからです。通常、脈圧が50㎜Hg程度だったのが、70㎜Hgくらいまでひろがります。

血流は血管をマッサージする

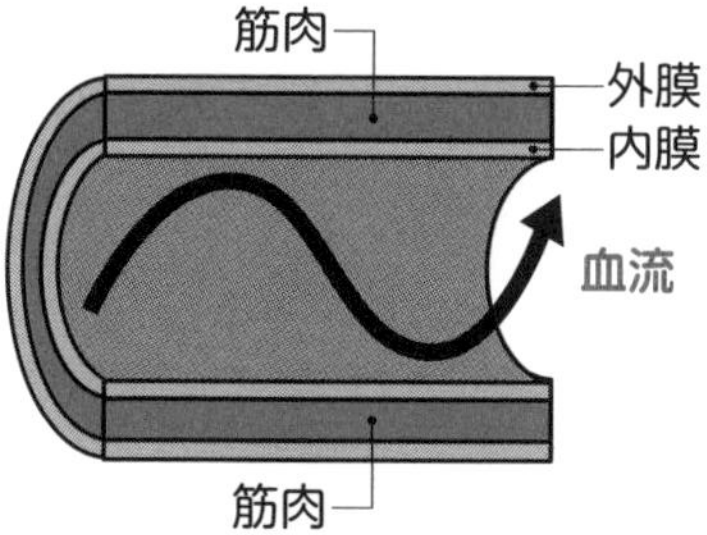

［拍動流］

心臓からの血液は、血管の弾力性で押しもどされ、その抵抗で血流は波打ちます。これが拍動流で、血管は拍動によってマッサージされます。

若いうちは血管に弾力がありますが、動脈硬化などで血管が硬くなると、血流は平たんな定常流になり、マッサージされにくくなります。

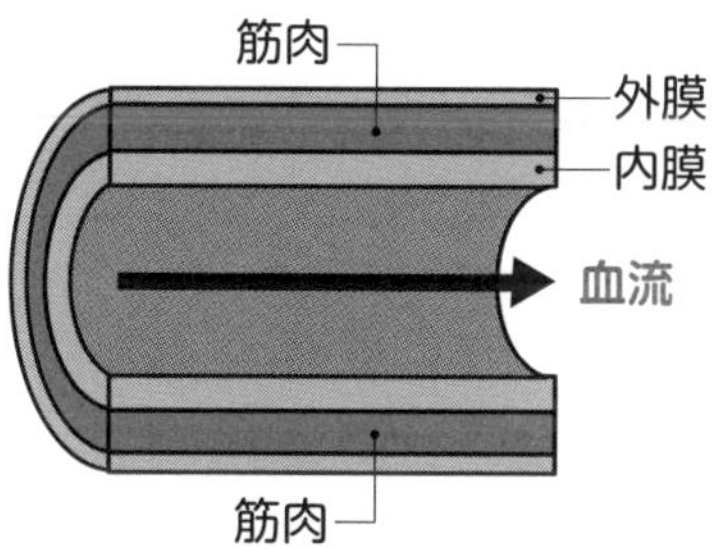

［定常流］

「運動」することで、心臓から押し出される血液の量が増えれば、血管へのマッサージ効果が得られ、血管の若さが保たれます。

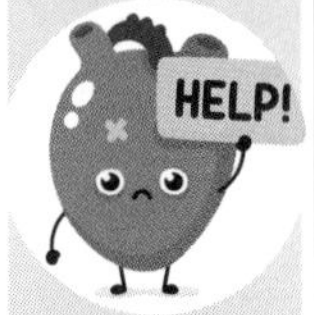

「末梢血管」の血流をよくして心臓の負担を軽くする方法

運動は末梢《まつしょう》の血液循環をよくします。スポーツをして顔が赤くなるのは、血流がよくなったからです。

いっぽう、きゅうに速歩《そくほ》（早足《はやあし》）で歩くと足が痛くなったり、つったりする場合には、末梢に血液がじゅうぶんいっていない証拠です。

末梢血管の血流がよいかどうかは、皮膚の温度や見た目の色からも、ある程度わかります。手が冷たいのは、末梢の血液循環がよくないことの表れです。

手をひろげてみてください。手のひらが赤みを帯《お》びていれば、血流が末梢にじゅうぶんにいっています。反対に白っぽい人は、末梢の血流が滞《とどこお》っています。

また、爪《つめ》は普通、うっすらとピンク色をしています。爪もみをしてみると、末梢の血流がよいかどうかわかります。

すぐに爪が赤くなる人は血液循環がよいといえますし、赤くならない人は循環がよくないといえます。

爪もみや、手首をぐるぐる回す運動は、末梢血液の循環をよくします。

末梢の血液循環の障害は、脳や心臓など全身で似たような状況になっている可能性があります。ということは「心臓や脳の病気になるリスクがある」ということです。

末梢の血液循環をよくする方法として、左ページのような冷水温水シャワーもあります。

末梢の血流を改善するコツ

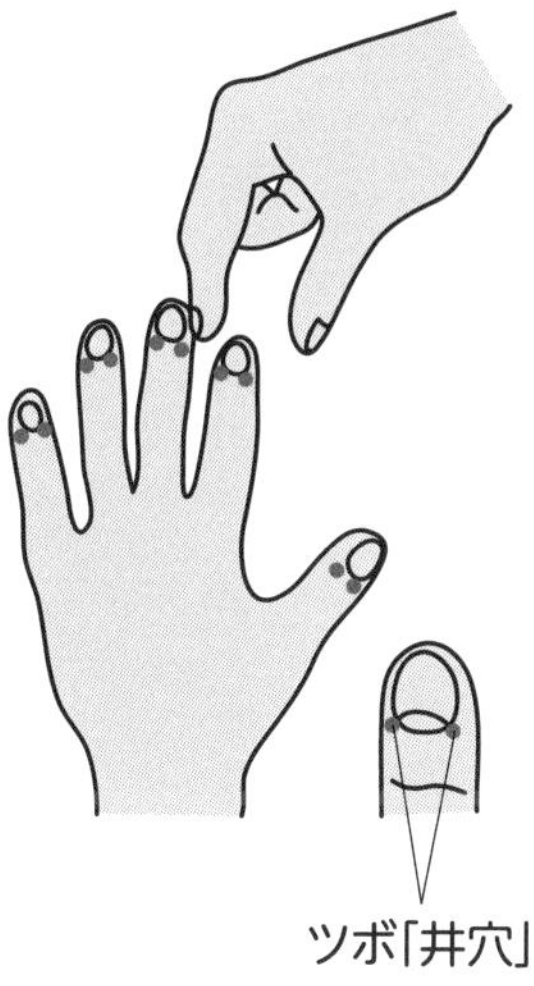

★爪もみ

もむポイントは、爪の根元の両角。「井穴《せいけつ》」という自律神経を整えるツボです。痛き気持ちいい程度の圧で10秒キープします。5本指すべておこないます。

★手首ぐるぐる回し

両手指を組んで、手首を左右交互に10回ずつ回します。手首は血流の多い動脈が通っており、効率よく温まる効果が期待できます。

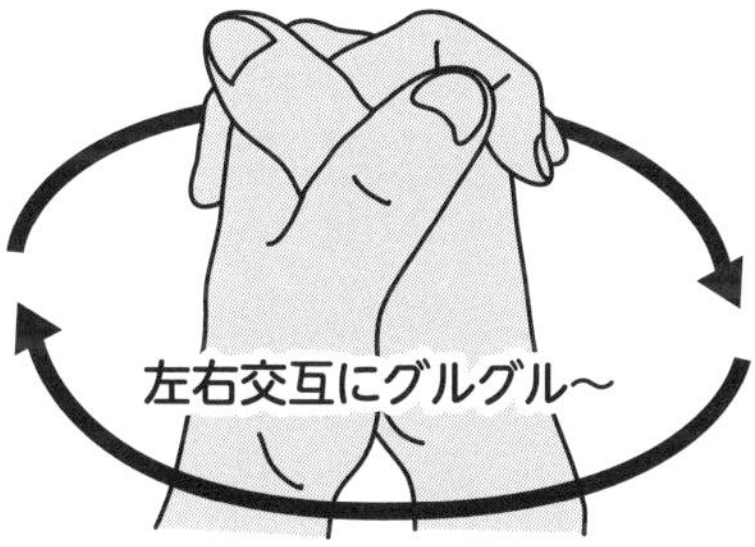

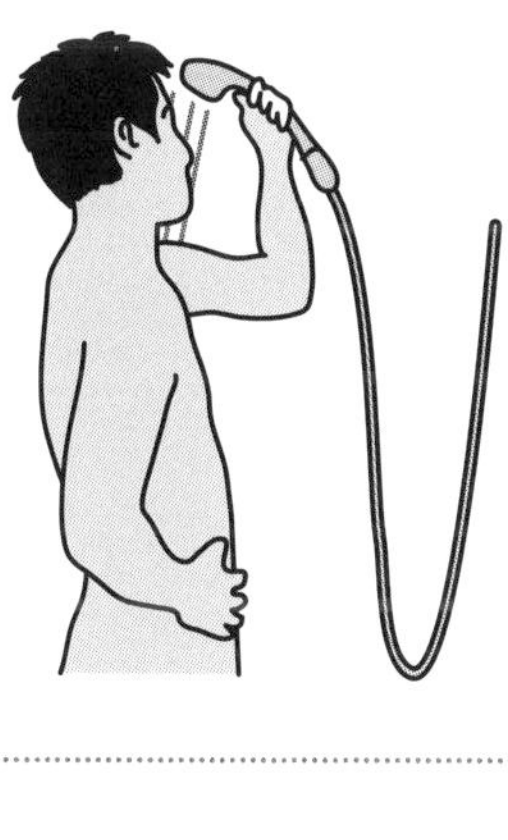

★冷水温水シャワー

冷水シャワーから始めて、それぞれ20秒を5回くり返したあと、最後に冷水を20秒浴びます。

運動することで脳の「海馬」を育て自律神経を強くする

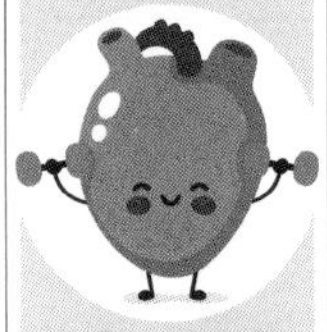

脳が弱ると、自律神経も弱ります。脳は海馬《かいば》が決め手です。海馬は脳の司令塔の中枢《ちゅうすう》を担《にな》っています。新しい記憶が脳に固定されるのは、この海馬の働きによります。

いまから20年近く前、アメリカのある学区で1万8000人の生徒に、授業の前に「ゼロ時間体育」としてランニングを実施。生徒は心拍計を装着し、平均心拍数を185以上に保つよう意識して走ります。この授業を継続したところ、生徒たちの学力はいっきに向上。

世界23万人が参加するTIMSSというテストに、この学区の生徒が集団で参加。8学年の生徒は約97%が受験し、世界で数学6位、理科1位の成績に輝きました。脳と運動の関係が注目されるきっかけとなった試みです。

検査が発達した近年、脳の海馬の容積はMRIで容易に測定できます。この検査で60代の人の海馬を測ると、5000㎣程度に減っている人がいます。ところが、こういう人に定期的に運動してもらうと、1～2年後には海馬の容積が大きくなってきます。

海馬を育てるのは運動がいちばんで、ほかには睡眠も効果があります。

年をとると一般に、昔の古いことは覚えているものの、新しいことが記憶できなくなりがちです。海馬が衰《おとろ》えてきたためですが、脳の海馬は60代になっても、鍛えれば育《はぐく》むことができます。海馬を育成すると、記憶力が高まります。

海馬の体積を保とう

★海馬体積7150mm^3 —— 49歳・男性

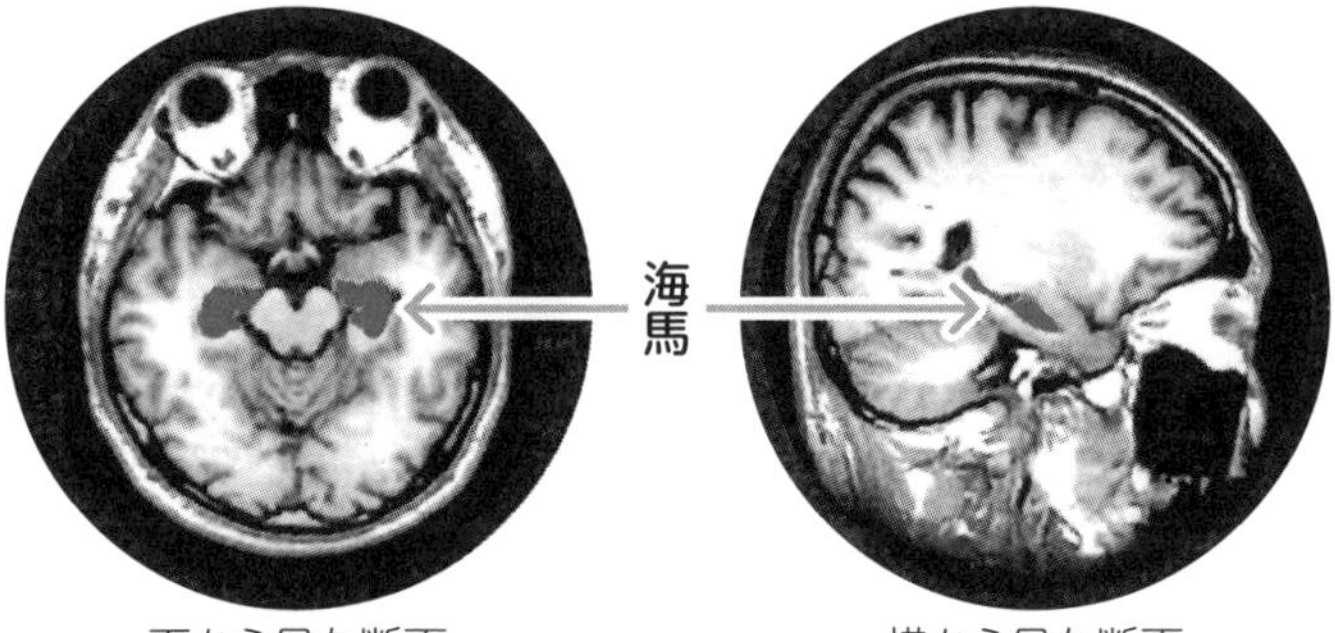

下から見た断面　　横から見た断面

★海馬体積2975mm^3 —— 84歳・男性

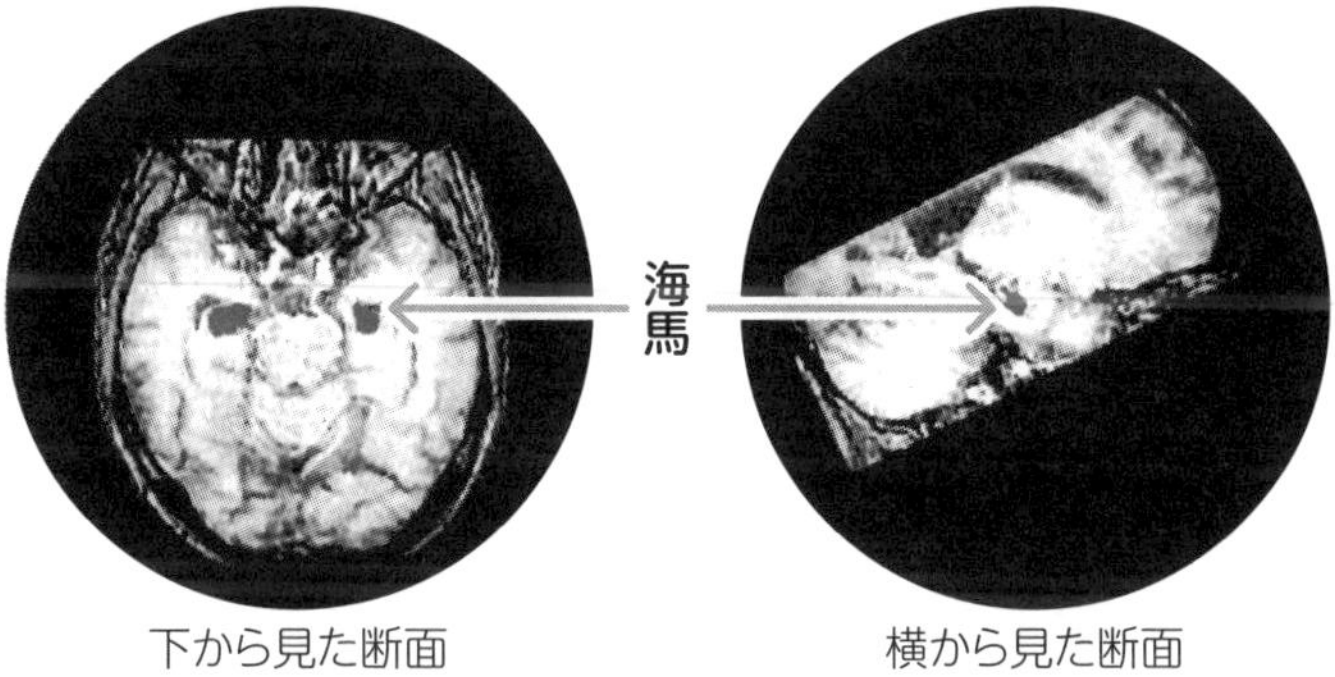

下から見た断面　　横から見た断面

★運動を習慣にすると、なぜ海馬の容積が増えるのでしょうか。海馬の神経細胞だけは再生する、との見方もあるようです。また、弱ったり傷ついた部位に幹細胞が集まって、細胞活性物質のサイトカイン「エクソソーム」といった物質が放出されるといわれています。私は、傷んでいる幹細胞がよくなってくることも関係するのではと推測しています。

★海馬については、近年、幹細胞上清液《じょうせいえき》を点滴注射することで、海馬のニューロンが新たにできることがわかってきました。また、ヒト臍帯《さいたい》由来の幹細胞のエクソソームがふくまれたサプリメントも使用され、有用性が報告されています。

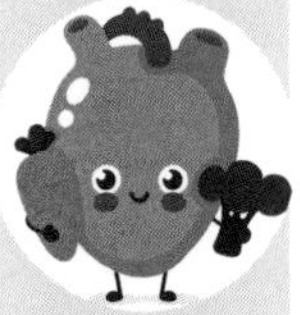

食事は「五感」をフルに働かせ副交感神経の働きを高める

食事は満足感が大事です。

食べたいだけ食べたら満足できると思っていませんか。がつがつと大急ぎで腹一杯かき込み、「ああ、うまかった。大満足だ！」とうれしそうな顔をする人がいます。

満足したことは間違いないでしょうが、それは空腹を満たしただけのこと。

こういう食べ方では、ただ交感神経が興奮するだけで、副交感神経はついていきません。置いてけぼりです。本当の満足感は、交感神経が刺激されるのに副交感神経がついてきて、副交感神経の働きが高まることで得られるのです。

食べる行為は、交感神経を刺激します。大急ぎでかき込むように、よく噛《か》みもしない食事は、五感を十分に働かせていません。交感神経ばかり刺激することになります。

味覚《みかく》や嗅覚《きゅうかく》、触覚《しょっかく》などを使って食べ物のおいしさを味わって食べると、副交感神経の働きが高まるので、本当の満足感が得られるのです。その結果、胃腸も働きはじめ、消化が円滑に進みます。

時間にも気持ちにも余裕をもって、よく噛んで食べましょう。そうすることで、量が少なめでも満足感が得られます。よく噛むことは、ひじょうに大事です。

昔から「ごはんは心《こころ》穏《おだ》やかに、ゆっくり食べることが大事だ」といわれますが、それはこういうことなのです。

五感それぞれを鋭敏にする

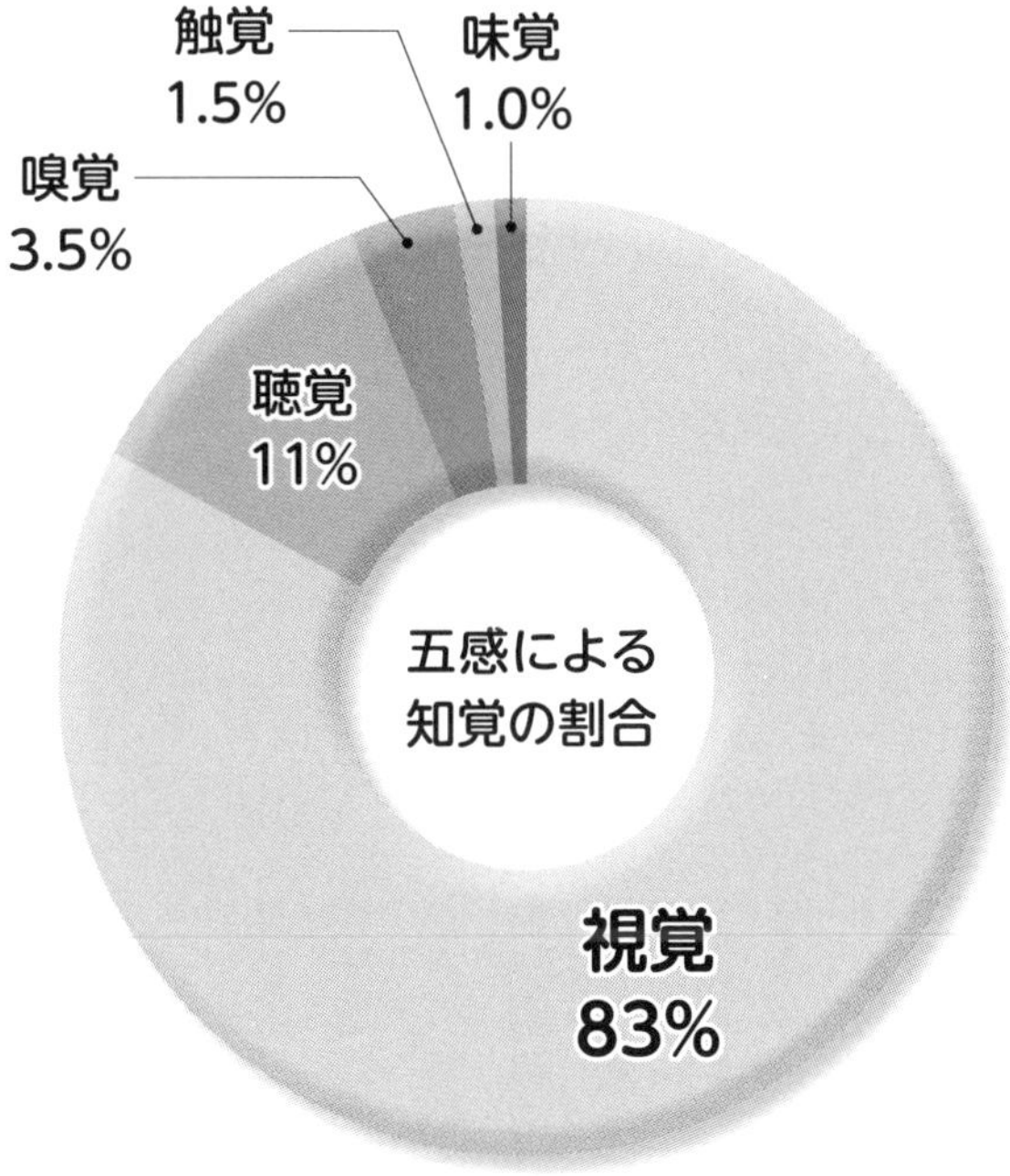

★五感による情報の判断の比率は「視覚83.0%、聴覚11.0%、嗅覚3.5%、触覚1.5%、味覚1.0%」とされます。私たちが、いかに視覚情報に影響を受けているかがわかります。

★感覚機能は加齢とともに低下していくことは仕方ありませんが、視覚から得る情報に偏《かたよ》りすぎず、他の感覚「触る」「嗅《か》ぐ」「味わう」「聞く」も敏感な状態にすることが大切です。

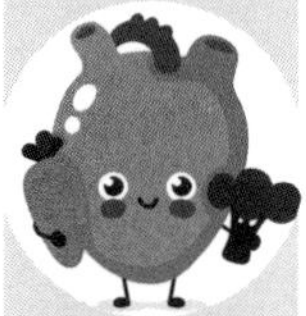

必要な栄養素も摂りすぎは動脈を硬化させ、心臓にもよくない

心臓にとっては、肉や脂が多い食事より、植物性食品の摂取《せっしゅ》が多い食事のほうが、よい食生活だといえるでしょう。コレステロールなどの脂質が血管にたまりにくいからです。

あまり難しく考えることはありません。大事なのは、体に必要な栄養素でも摂《と》りすぎないようにすることです。砂糖、塩なども摂りすぎないようにしましょう。

日本人は米にくわえ、小麦粉が原料の麺類、パンなどなど炭水化物が大好きですが、これら糖質も摂りすぎないようにしたいもの。

外国とくらべると、肥満は少ないけれど、糖尿病の人はたくさんいます。血糖値が高い状態がつづくと、動脈硬化を引き起こし、心筋梗塞《こうそく》や脳梗塞の発症につながります。糖質の取りすぎも、動脈硬化悪化の一因となります。

ただ1つ、もっと摂りたいのが食物繊維です。野菜や果物が減り、加工食品や冷凍食品が増えたぶん、食物繊維の摂取が減ってきています。食物繊維には、血圧や血中のコレステロール、糖などを減らす効用があります。

欧米には「1日24g以上の摂取で、心筋梗塞、脳卒中、2型糖尿病、乳がん、胃がん、大腸がんなどの発症リスク低下が観察される」との研究報告があります。

食物繊維の多い食品は、精白していない穀類、野菜、果物などです。これらを積極的に摂り、加工食品や冷凍食品は減らすようにしましょう。

動脈硬化と食べ物

食べたい食品	
玄米、麦飯、雑穀 ライ麦パン 全粒粉パン、そば	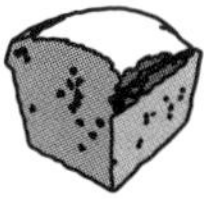
魚(とくに青魚)	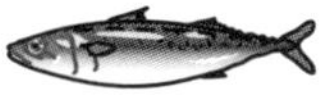
納豆 豆腐	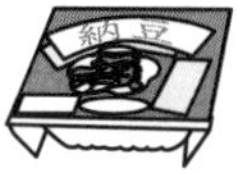
緑黄色野菜 その他の野菜	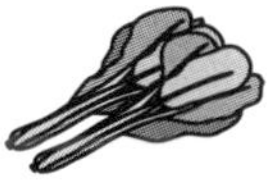
海藻 きのこ こんにゃく	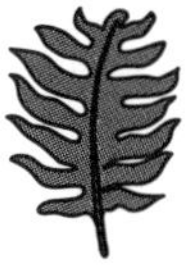
甘みの少ない くだもの	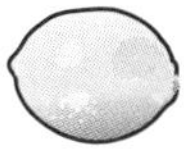

ひかえたい食品	
ロース肉 ひき肉、とり皮	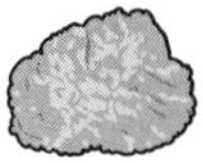
ベーコン、ハム ソーセージ	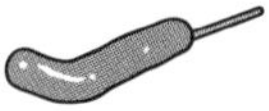
牛脂 バター	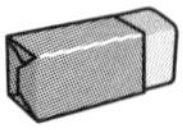
内臓類 卵黄	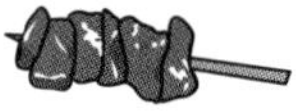
アルコール 甘味飲料	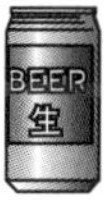
生クリーム ナチュラルチーズ	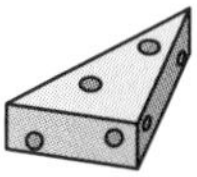
スイーツ	

◎ イワシ、サバ、サンマといった青魚には、不飽和脂肪酸の一種である**EPA(エイコサペンタエン酸)**が多くふくまれています。EPAには、血液を固まりにくくして心血管病を防ぐ作用があります。

✕ 肉などの脂肪には、LDLコレステロールや中性脂肪を増やす**飽和脂肪酸**が多くふくまれています。血液中のLDLコレステロールが多いと、動脈硬化が進行しやすくなるので、脂質の摂取に気をつけましょう。日本人の食事では飽和脂肪酸は、1日2000キロカロリー摂取する人の場合で、140キロカロリー以下に抑えます。牛バラ肉なら、1日100グラムが上限です。

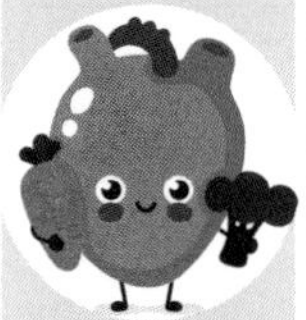

基本は1日3食だが こんな時は1食抜いたほうがよい

食事は、1日3食が基本です。日本人は夕飯をしっかり食べる人が多いのですが、健康のためには「朝は軽く、昼はしっかり、夜は昼よりも少なめ」というのが理想です。

しかし実際は、なかなかそうはいかないでしょう。会社勤めなら昼休みは1時間しかありません。外食すると、けっこう時間をとられることもあります。

弁当店やコンビニなどで弁当や軽食を買ってすませる人がいますが、わかる気がします。

けっきょく、ゆっくり食べられるのは、夕食となります。気をつけたいのは、消化のためには就寝《しゅうしん》の3時間前には済ませたほうがよいということです。遅い時間に食べざるを得ない場合は、食べすぎないようにしましょう。

食べすぎると、肥満気味の人などは息が上がってくるでしょう。心臓からの血液の拍出量が増えるからです。

こういう人の体では、心臓はあえぐようにフル稼働して胃に血液を送り込んでいます。

食べすぎると、血液はドロドロ度が増します。毎日こういう食生活をつづけていると、動脈硬化が進む原因にもなります。腹八分目ぐらいにするのが理想です。満腹になる量を10とすると、8割程度に抑えるのです。

また、朝食・昼食も、仕事などの都合で食べる時間がない場合は、自律神経のためにも胃腸のためにも、1食抜いたほうが賢明です。

食べすぎは心臓によくない

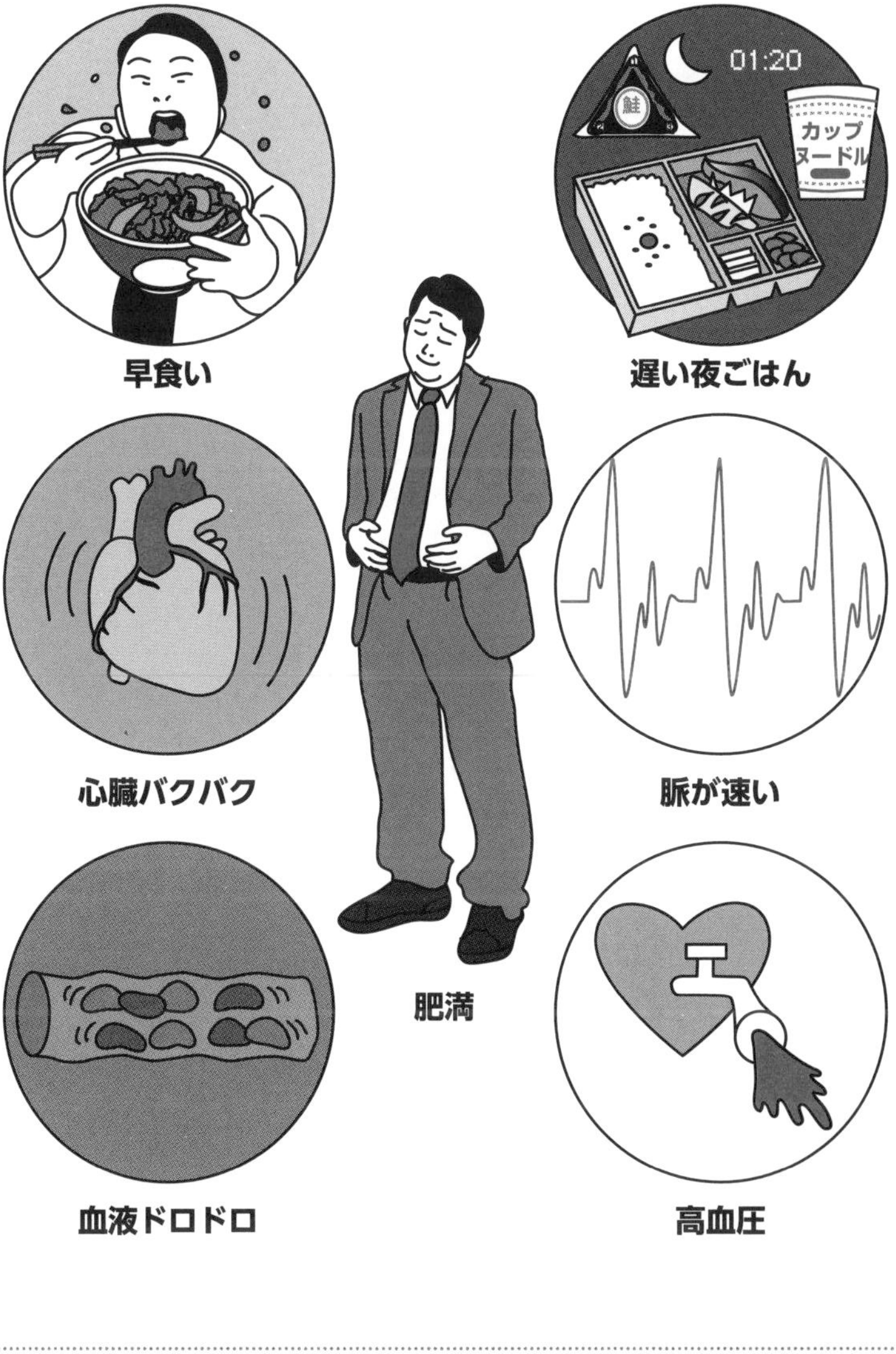

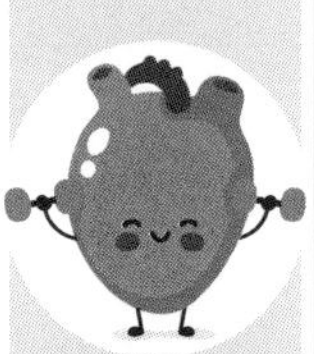

「脱水」は血管と心臓の大敵。水分は十分に摂ろう

心臓の健康のためには、水分を十分とることが大事です。水は血液をつくる材料です。体内の水が不足すると、血液が濃くなり、血液循環も低下し、心臓に大きな負担となります。

動脈硬化が進んでいる人では、水分の摂取不足で血液がこういう状態になると血栓《けっせん》ができ、脳梗塞を発症することもあります。

水分を十分とると、血液循環を促進《そくしん》し、濃くなっていた血液も薄くなります。そのぶん、心臓の負担も軽くなります。

汗をたくさんかいて脱水したのに、水分をあまりとらないでいると、動悸《どうき》がすることがあります。不整脈の一種の心房細動《しんぼうさいどう》は、長年にわたって水分の摂取が不足したことが一因の場合もあります。

以前から、のどの渇《かわ》きを感じたら水を飲めばよいといわれてきましたが、生活環境や食生活の変化のため、現代人は渇きを感じるセンサーが鈍くなっています。

ですから、渇いたら飲むのではなく、のどの渇きを感じるか感じないかに関係なく、つねに水分の摂取を心がけましょう。

心臓をふくめて全身の健康を保つために、私は1日に1・5リットル程度の水分をとるように勧めています。

水分は、おもにピュアな水から摂取するとよいのですが、紅茶やコーヒー、緑茶などをたしなむ程度に飲むのはかまいません。

水分のじょうずな摂り方

★1日に摂取したい水分の量

体重が50kg程度の人
=1.5リットルを目安に

体重が60kg以上の人
=1.8リットルを目安に

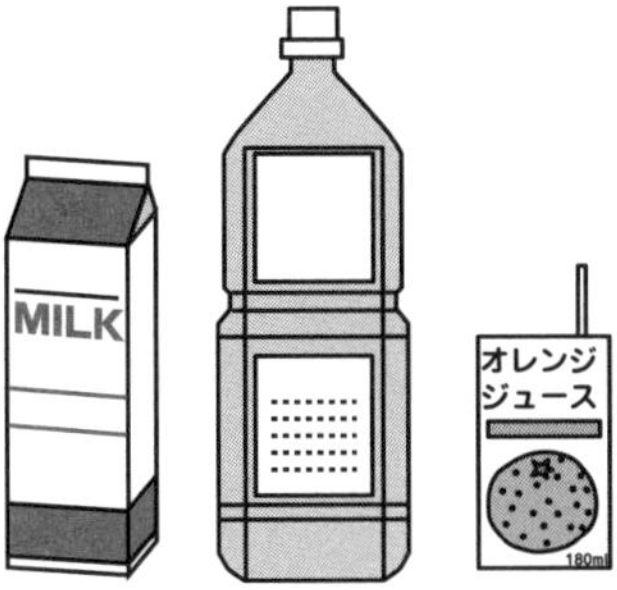

★いつ、どれくらい飲むか

1日1.5リットルの場合

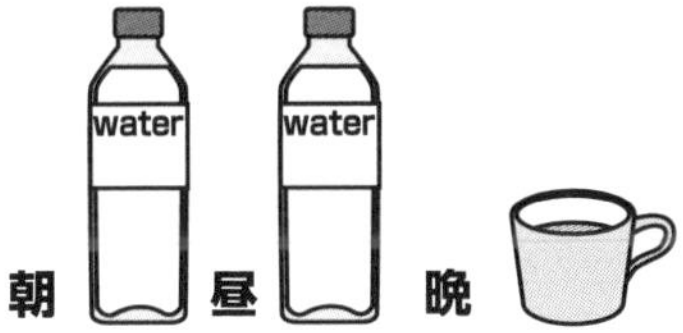

午前　600ミリリットル
午後　600ミリリットル
夜　300ミリリットル

1日1.8リットルの場合

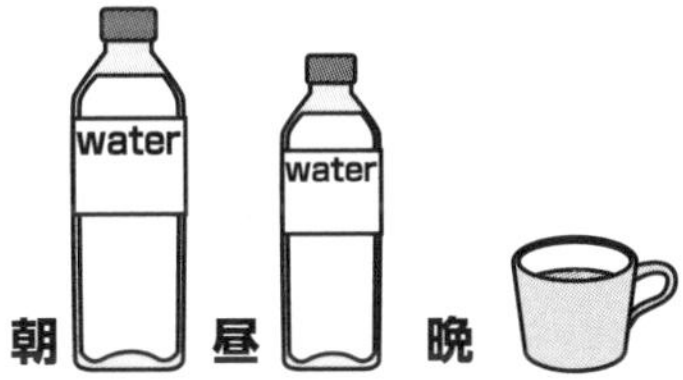

午前　800ミリリットル
午後　700ミリリットル
夜　300ミリリットル

- 食後1時間は飲まないようにします。
- 一気にではなく、少しずつ飲むと、体によく吸収されます。

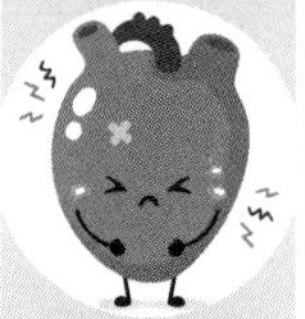

自律神経が弱いと体温調節機能が働かず、熱中症になりやすい

地球温暖化の影響でしょうか、世界的に気温が上昇してきました。日本の夏は熱帯化し、気温が上昇。湿度も高いため、熱中症で救急搬送《はんそう》される人が増えています。

熱中症の多発は高温・高湿度の環境が大きな要因ですが、それだけではありません。体の側にも問題があります。

というのは、自律神経が正常に働けば、気温が38℃や39℃のもとでも、自律神経のコントロールが利《き》かないことはありません。外気温が高くて熱が体内に取り込まれても、その熱を体外に逃がすからです。

それが熱中症になるのは、自律神経が弱くなっている（自律神経の閾値《いきち》が低い）からです。

体温調節機能が正常に働かないため、汗もあまりかかないし、熱が体内にこもり、体温が異常に高くなります。

その結果、酸素が使われすぎて体がだるくなり、意識がもうろうとしてきます。

このように、熱中症の本質は「体温調節機能が正常に働かなくなった」ことにあります。汗をかいたのに水分の補給が足りないために起こる脱水症とは、根本は違うのです。

自律神経が弱く、熱中症になりやすい人が増えてきた原因の1つとしては、エアコンが普及してきたことが影響しています。エアコンを使用し、年間を通して寒暖《かんだん》の差が少ない環境の中で生活しているからです。

熱中症になりやすい人の特徴

★住環境が固定の人

温度・湿度がコントロールされた建物（部屋）の中で、一年じゅう暮らしている。

★高齢者

加齢により自律神経が弱まっている。体内の水分量が減っている。自律神経が弱いまま、自宅にこもり、エアコンを適切に使用せず、水分も不足気味。

熱中症で救急搬送される患者のうち、8割以上が高齢者。

★戸外で活発に動く人

体温に近い、ときに体温以上の気温の炎天下や、高温になった体育館で、運動やスポーツをする。自律神経が弱い人は、とくに危険。

★水分をあまりとらない人

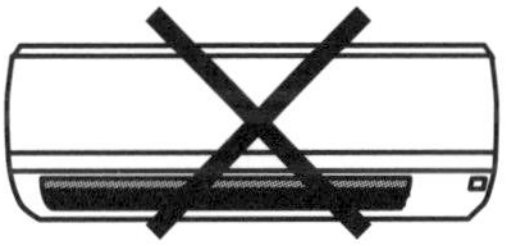

熱中症の予防対策

- 普段から自律神経を鍛える
- 高温・多湿の環境で運動をしない
- 水分を十分に、こまめに摂取する

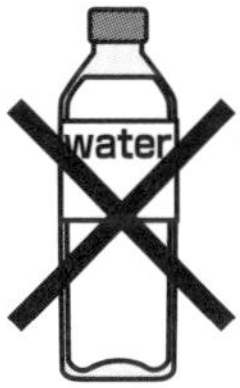

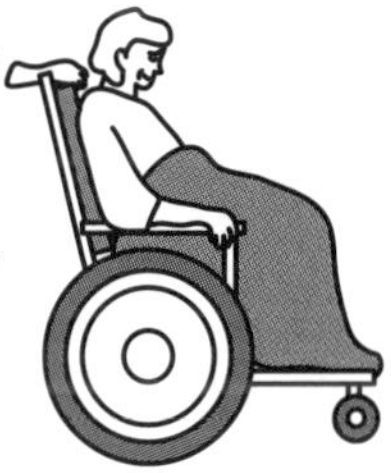

ハート博学❸

マラソン選手が高地トレーニングをする理由

オリンピックや世界陸上などの代表に選出された日本人選手が、大会前に海外へ高地トレーニングにいくことがあります。かつて、シドニー五輪で金メダルを獲得した高橋尚子選手が、大会前に米国コロラド州の高地デンバーでトレーニングして話題になりました。

高地トレーニングの目的はスタミナの強化にありますが、生理学的にかなっています。高地は低酸素です。そういう環境のもとでは、体は造血機能を高めて低酸素に適応しようとします。1～2か月ほど低酸素の環境にいると、赤血球もヘモグロビンもいちじるしく増加するのです。

空気を吸って体内に酸素を取り込むには、ヘモグロビンが必要です。高地でトレーニングするとヘモグロビンが多くなるので、より長い距離を速く走れるわけです。

このように、マラソン選手にとって高地は理想的なトレーニング環境です。高地トレーニングは人気で、日本にも専用の施設ができてきました。

ただし、モグロビンが増えると血液はドロドロになり、固まりやすくなります。高地トレーニングは、スタミナがつき記録の伸びが期待できますが、いっぽうで、そのような軽視できないリスクもあるのです。

5章

心臓を助けてあげ、ととのえるノウハウ

「早くしなきゃ！」と焦るのは禁物。〝ゆっくり急げ〟が極意

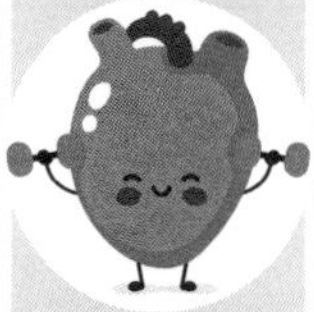

すべてがスピードアップしている社会。仕事はムダが省かれ、スピードが求められます。

しかし、ただ急ぎ、がんばるだけでは、心身がすり切れていくだけ。自律神経の閾値も下がっていく一方です。

それでは、どうすればいいか。コツは、「ゆっくり急げ」です。「ゆっくり」と「急げ」では、矛盾していると思うかもしれません。ところが、この2つはピッタリ合うのです。

仕事のタイムリミットが近くなると、パニックになり、休憩もとらず、やみくもに必死にがんばる人がいます。「ゆっくり急げ」は、その逆と思ってください。

「落ち着いて、しかし冷静に集中力を高め、てきぱき、さっさと仕事を進める」といった感じです。

こういう状態は、交感神経の働きは適度に抑えられていて、いっぽう、副交感神経の働きは適度に活性化しています。

じつはこのほうが、とにかく必死にがんばりつづけるという交感神経一辺倒《いっぺんとう》の構えよりも、仕事の能率は上がるのです。そして、心臓の健康も守られます。

なお、駅で電車に乗るとき、階段やホームをダッシュして、なんとか滑り込もうとする人がいます。

こういう人は、急ぎグセが身についています。このクセ、意識して直しましょう。

急ぐ、焦る、慌てる…は禁物

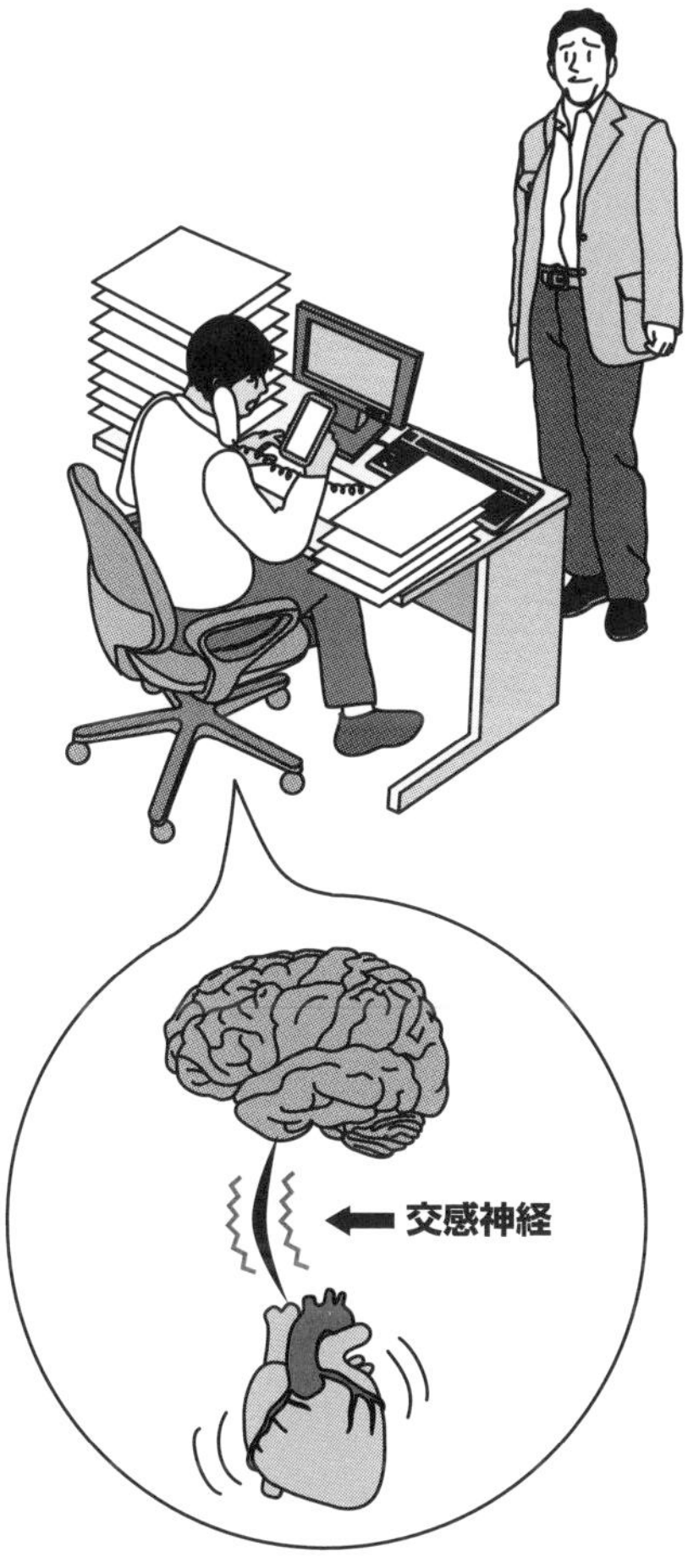

「早くしなきゃ」「間にあわないかも」…すぐに焦るクセは直しましょう。交感神経が興奮し、アドレナリンが過剰に出て、心臓は悲鳴をあげます。何事も落ち着いて集中したほうが、結果的に早く、上首尾《じょうしゅび》に終わるものです。

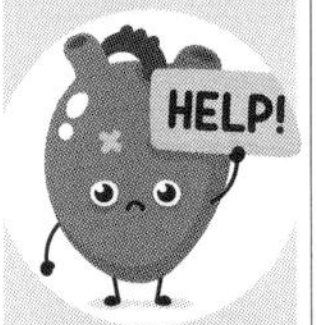

ＯＮとＯＦＦの切り替えが肝心。メリハリのある生活でストレスをなくす

ストレスを軽くし、自律神経を整える基本は、ＯＮとＯＦＦの切り替えにあります。それはメリハリ、けじめのある生活です。

そのためには「1日の生活の時間割り」をつくっておくとよいでしょう。

起床時間は毎日同じで、家を出るまでの時間はじゅうぶんに余裕をもちます。食事やトイレタイムは、とくに余裕をもって。そのためには、仕事にかかわることの準備や着ていく洋服の用意など、前夜にすませておきます。

仕事や勉強は、集中して取り組めるのは2時間程度といわれます。休まずに何時間もつづけても、能率は下がるだけ。いくらのってきていても、2時間をメドに休憩をとりましょう。

そして、ＯＮとＯＦＦのけじめをはっきりさせます。

帰宅後の飲食は2時間以内と決め、お酒を飲む人もその時間内で切り上げます。

テレビやビデオを見る時間も、およそ決めておきます。スマホやパソコン、メールも時間を区切ります。

そして、何もしない、ぼんやりタイムをもうけるとよいでしょう。

オフタイムだからといって、ゆるゆるのだらしない生活はＮＧです。けじめと節度をもって生活しましょう。

このように工夫することで、ストレスを減らせますし、それこそ自律神経によい生活なのです。

自律神経をすこやかに育む生活

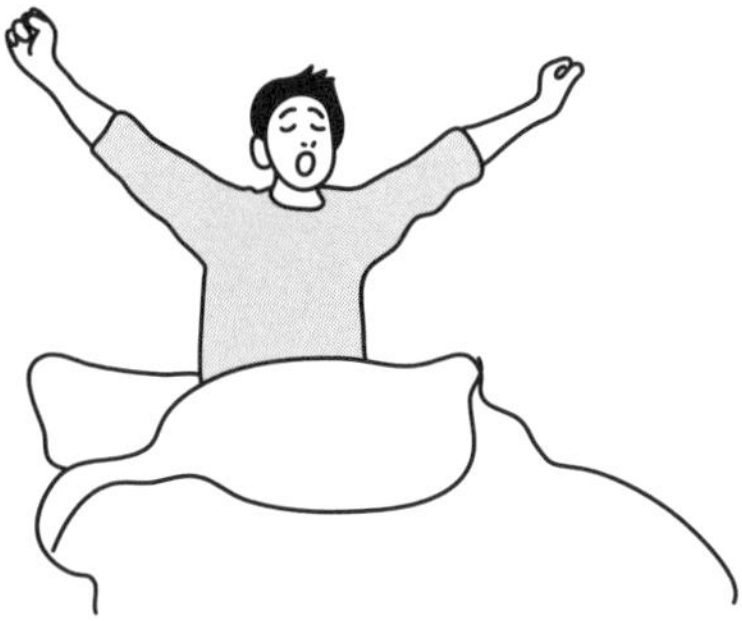

★朝のON・OFF

- 起床は同じ時刻に
- 食事、トイレはのんびり
- 出かける準備は前夜に

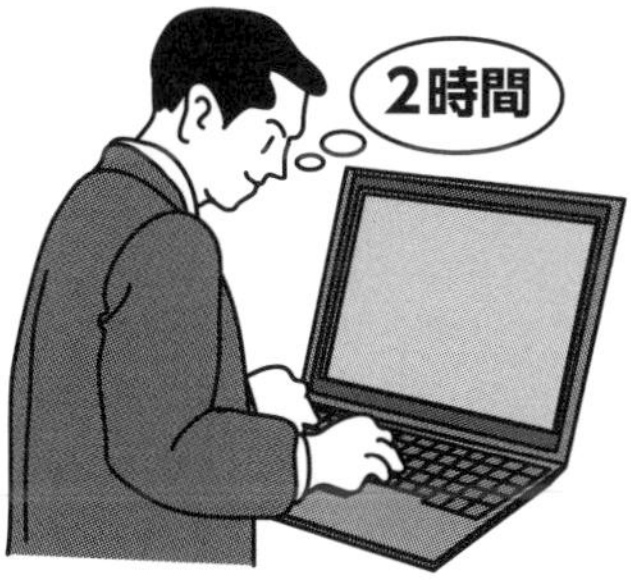

★日中のON・OFF

- 集中は1回2時間が限度
- 休憩タイムをはさむ
- 午前は頭を使う創造ワークを
- 午後はルーティンワークを

★夜のON・OFF

- 飲食は2時間で切り上げる
- テレビ、ビデオはだらだら見ない
- ベッドでスマホはNG
- 日付が変わる前に入眠

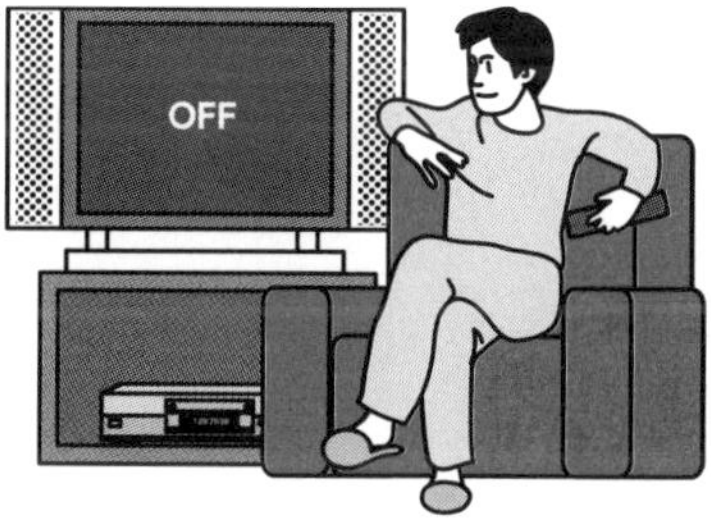

規則正しく、メリハリのきいたON・OFFライフでストレスに悩まない生活を！

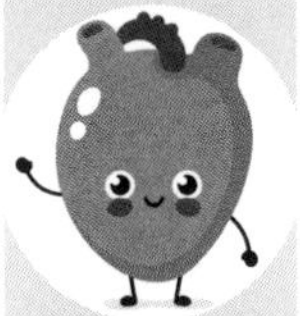

「穏やかに深く感動する」ことで副交感神経が鍛えられる

「感動する」と自律神経は動き、とくに副交感神経が鍛えられ強くなります。

　人は、さまざまなことに感動するでしょう。小さな感動もあれば、大きな感動もあるはずです。自律神経にとっては、感動はなにも激しく大きいものでなくてかまいません。むしろ、穏《おだ》やかなほうがよいのです。

　なぜなら、激しい感動は交感神経が強く刺激され、副交感神経がついていけず、取り残されてしまうからです。それよりも、穏やかではあるけれど、しみじみ湧きあがる深い感動のほうが適しています。

　副交感神経を鍛えるには、どうすればよいでしょうか。たとえば、桜の花や紅葉をめでる。名画や歴史的工芸品、美術などを鑑賞する。古典芸能やオペラを観劇する。クラシックや日本の古典音楽を聴く。歴史的建造物や建築物を見る……いろいろあります。

　これらは、実物に触れることが重要です。実物を目の当たりにして接することで、視・聴・嗅・味・触などの五感が刺激され、深い感動を呼び起こします。

　美術・演劇などには、くり返して体験するたびに感動が深くなっていくものがありますが、そういう作品が副交感神経の閾値を高めて理想的です。

　ほかにも、季節の食材を用いた美しい和食なども、副交感神経の閾値を高めます。

静かで深い感動が心臓を健康に

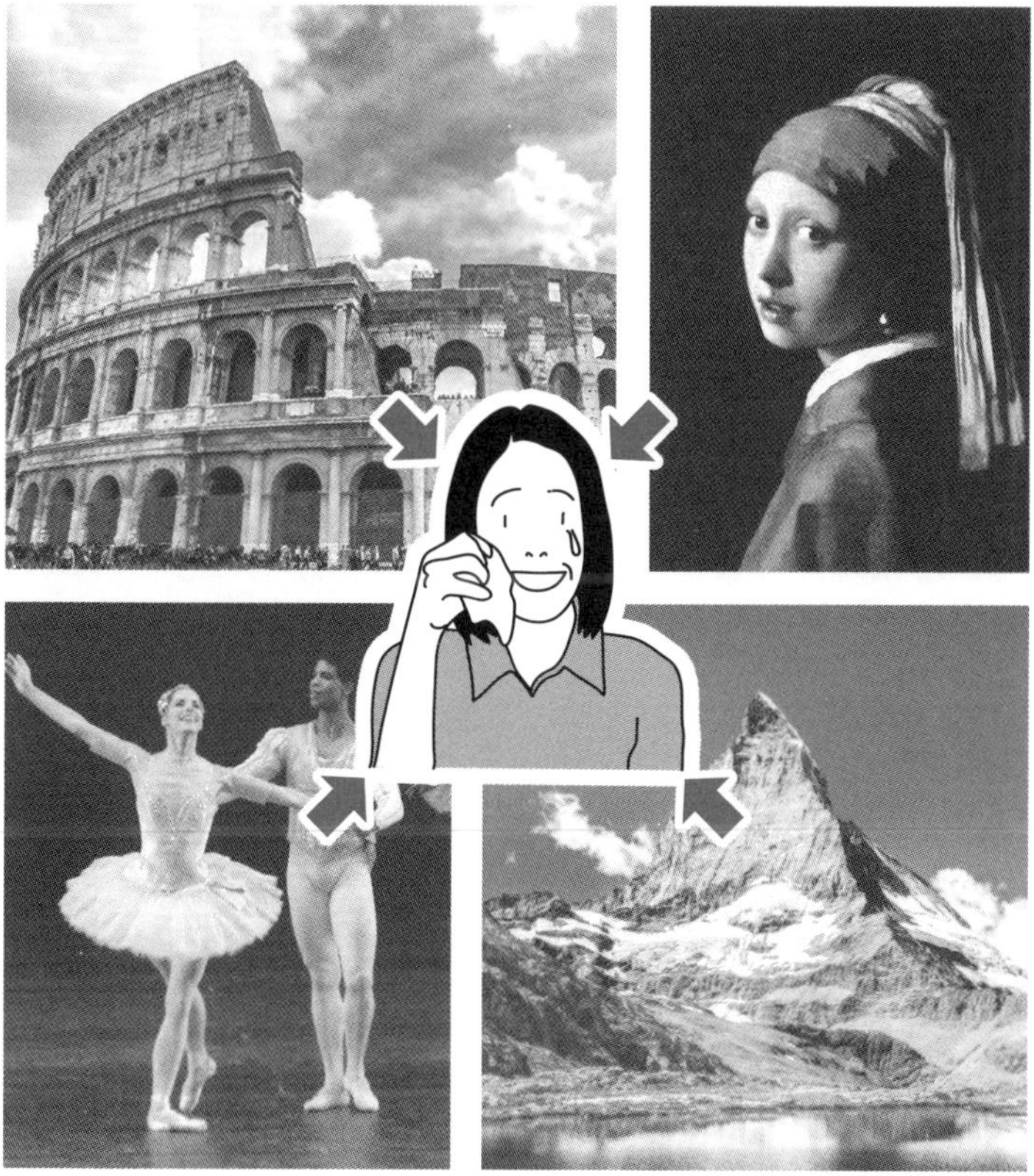

- 自律神経は交感神経と副交感神経で成り立っていますが、「感動の涙」は副交感神経の働きによるもの。芸術作品を鑑賞して涙を流すことは、副交感神経を強くします。

- 芸術世界に感情移入することで、日常のストレスを解消し、悲しみや苦しみが浄化《じょうか》されます。

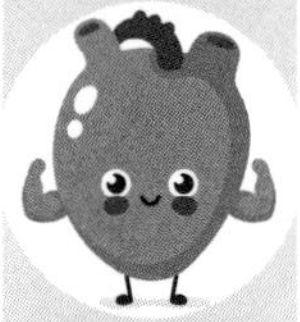

「サウナ」は自律神経を鍛え閾値を高めるのに有効

サウナが流行していますが、サウナ愛好者は「ととのい」を求めてサウナに入るそうです。疲れが取れ、熟睡でき、体調がよくなるから、「ととのう」といっているようです。

初めてサウナに入ると暑くてたまらず、すぐにサウナ室を飛び出してしまう人や、何分もいられない人が少なくないでしょう。

慣れていないせいでもありますが、土台は「自律神経が弱いため体温調節がうまく働かない」からです。

いきなり高温にさらされると、交感神経が刺激されるので、毛細血管が締《し》まり、体の中に熱がこもります。だから、高温に耐えられません。

ところが、自律神経が強い人は、交感神経が刺激されて毛細血管が締まっても、そのあとすぐに副交感神経が働き、毛細血管が開きます。そして、毛穴が開き、汗が出て体内の熱が放散されます。だから長い時間、サウナ室にいられるのです。

サウナに入るのを日常の習慣にすると、自律神経の閾値が高まり、強くなります。

サウナに入ると体温機能調節が高まる、という報告もありますが、それも自律神経の閾値が上がる証明の1つなのです。

サウナは、自律神経を鍛えて熱中症に強くなる体づくりに格好の方法です。なお、不整脈の人、心臓や循環器の既往症《きおうしょう》（病歴）がある人は、医師に相談してからおこないましょう。

サウナは自律神経を鍛えてくれる

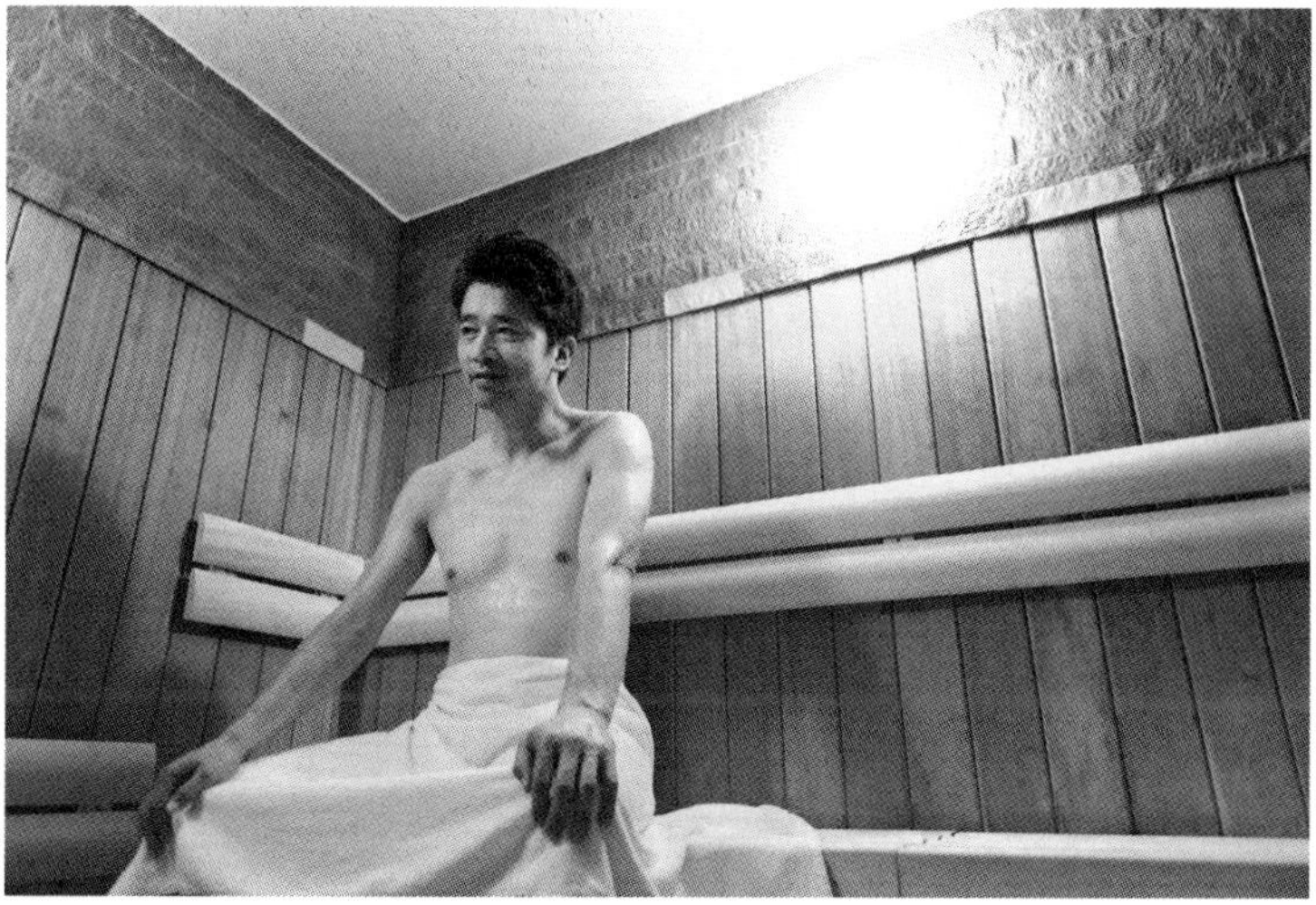

★サウナの入り方

- サウナで自律神経を鍛えるコツは、「高温」と「低温」をくり返すこと。90℃前後のサウナに5分間入浴したら、冷水シャワーを3分間浴びる、あるいは、水風呂に1分間入浴します。
- そして3〜5分間ほど、外気を浴びるなどして休憩。間に休憩をはさむことで、全身がリラックスし自律神経がととのいます。
- 以上を5回ほど繰り返してください。
- 大量に汗をかくので、入浴前にたっぷりと水分補給を。
- 毛穴に詰まった汚れを洗い流してから入浴すると、汗が出やすくなります。

★注意…高血圧や不整脈の人、心臓疾患の既往症がある人は、医師に相談してからおこなってください。

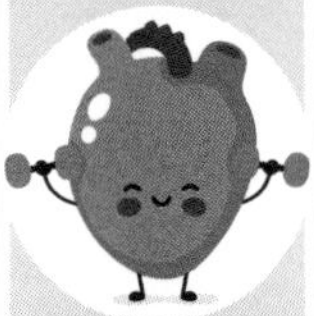

副交感神経を高め、心臓を助ける「腹式呼吸」の正しい方法

呼吸は深いほど健康効果が高いのですが、胸をひろげて大きく息をすればよいと思っている人が少なくないようです。しかし、それでは深く呼吸することになりません。

息を吸うと横隔膜《おうかくまく》がぐっと下がって、胸郭《きょうかく》がひろがります。胸郭内にある肺の周囲の陰圧《いんあつ》が高くなるから肺がひろがり、外から空気が取り込まれます。

吸うのをやめると、横隔膜は元の位置にもどり、空気は体外へ吐き出されます。

ですから、胸郭をただひろげたからといって、たくさん空気が取り込めるわけではないのです。

横隔膜は、胸とお腹《なか》の中間あたりにあります。横隔膜を大きく動かせば、深い呼吸ができるわけで、そのために適した呼吸が「腹式呼吸」なのです。

腹式呼吸は、息を吐くときはお腹をへこませ、息を吸うときはお腹をふくらませます。腹式といいますが、おなかで呼吸をしているわけではありません。呼吸は肺でおこなっています。

横隔膜には、副交感神経の1つの迷走《めいそう》神経がたくさん集まっています。焦《あせ》ったり緊張したりしたときは、腹式呼吸をしましょう。迷走神経が刺激されて気が静まり、脈も落ち着きます。

最初はうまくできないかもしれませんが、意識してレッスンすると慣れてきて上手にできるようになります。習慣にすると、副交感神経の働きが高まり、交感神経も強くなります。

この腹式呼吸で脈も落ち着く

★呼吸のポイント

1 鼻から息を「**吐く**」ほうから始めます。

2 おなかに手をあてて、ゆっくり少しずつ長く、息をぜんぶ吐き切ります。
コツは、吐くほうの時間を、吸うときより長くすることです。

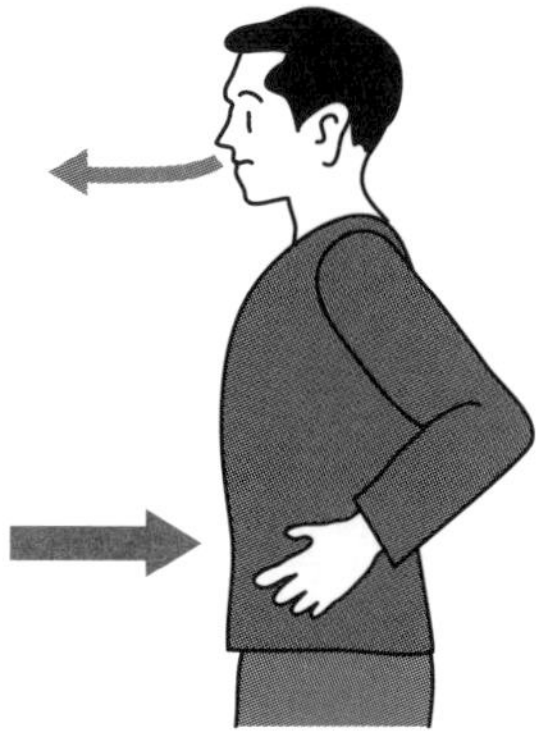

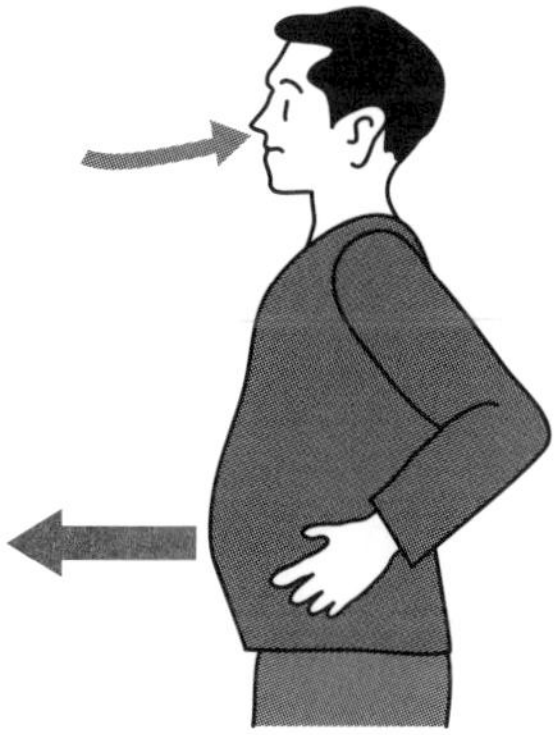

3 今度は、「**吸う**」ほうです。同じく鼻から息を吸い始めます。

4 吐くときよりも短い時間でおこないます（吐く2：吸う1くらい）。

おなかに手を当てることで、腹部を「へこます」⇄「ふくらます」がしやすくなります。

- 慣れないうちは、吐いているつもりが、いつの間にか吸っていることがあります。注意しましょう。
- 鼻から息を吐くと、横隔膜の動きをゆっくりと、より意識できます。また、横隔膜を動かすのにより力を使うので、横隔膜内の筋トレになります。
- 座っていても、立っていても、仰向けに寝てもできるのが、健康法としての呼吸法のよさです。

「イスに座りっぱなし」は心臓に悪い。動いたり横になったりの休憩を！

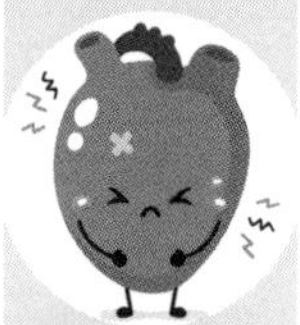

デスクワークが主体の人は、大半の時間をイスに座りパソコン操作に終始するでしょう。

1日に7時間や8時間もイスに座ったままの生活は、立ちっぱなしよりも心臓によくありません。立ち仕事は足腰・背中は疲れますが、脚に圧がかかります。そのため、心臓に還《かえ》る静脈の血流が促《うなが》され、そのぶん、心臓を助けます。

座りっぱなしの生活は、心臓や循環器の病気のリスクを高めることが報告されています。座っている時間が長いほど、総死亡リスクが高いという報告もあります。

30分間座っているだけでも、股間の鼠径部《そけいぶ》が圧迫されて血流が滞り、体の代謝が下がり、血圧や血糖値に影響します。大腸がんの発生を増やすという報告もあります。座りっぱなしは、さまざまな生活習慣病のリスクになるのです。

また、座りっぱなしは静脈血が下脚に滞って、足がむくみます。そういう場合は、ときどきイスから立ち上がり、その場で足踏みしたり、歩いたりしましょう。そうすると、血液が心臓にもどりやすくなり、心臓が助けられます。

デスクワーク中は、できれば30分に一度、そのようにして足を動かすことをお勧めします。午前10時や午後3時など、区切りの時間には、もう少しよけいに体を動かすとよいでしょう。

また、それとは別に、体を横たえることでも、心臓への負担は軽くなります。体を動かしたあとは、体を横たえるとよいでしょう。

かんたん運動で血液を改善

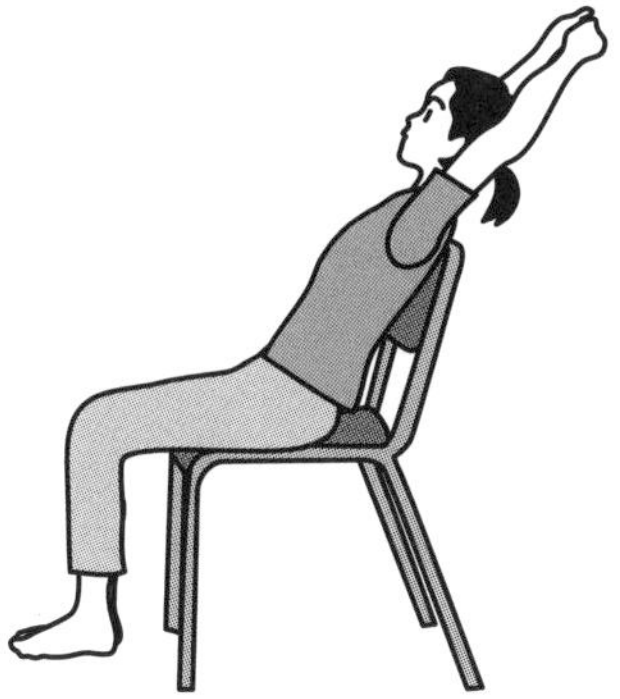

1 イスに座ったまま、上体を後ろにそらして伸びをする。

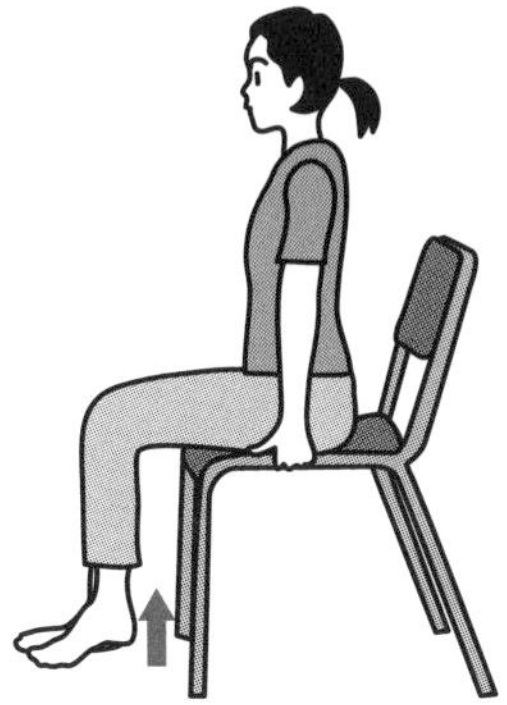

2 座ったまま、あるいは立ち上がって、かかとを上げ下げ。

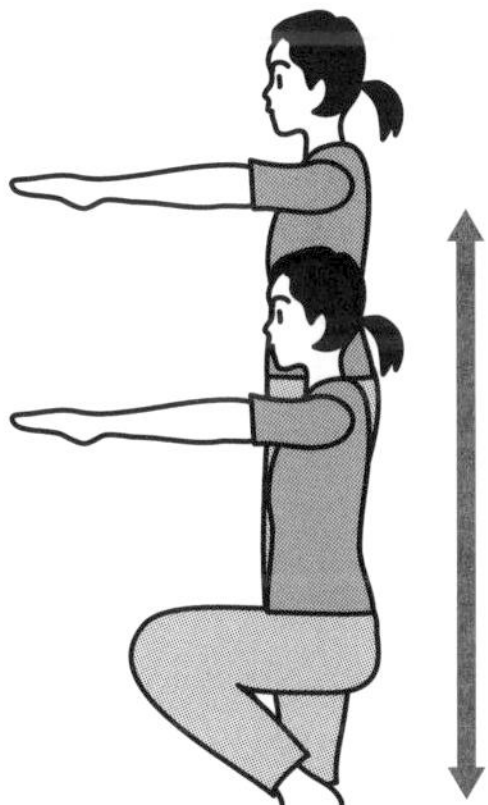

3 デスクの横で、立ったり・しゃがんだり、屈伸運動。

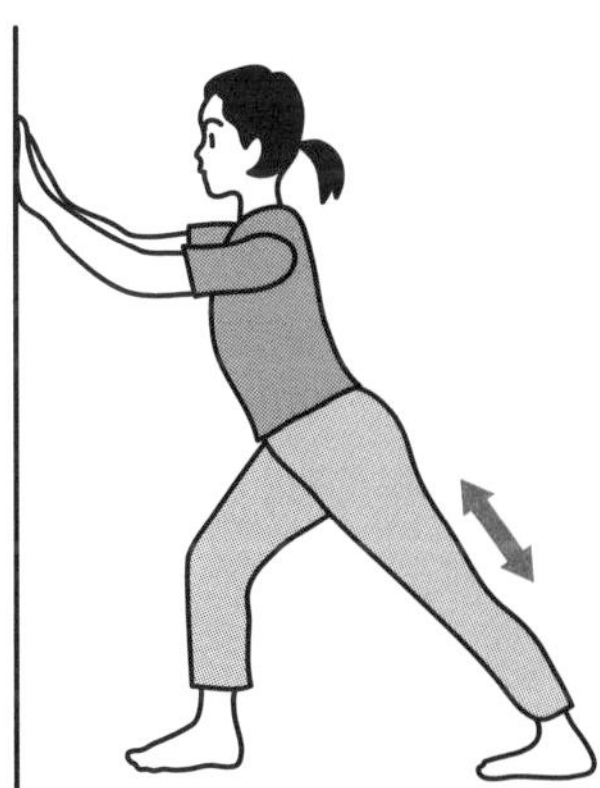

4 壁に手をついて、ふくらはぎを片方ずつ伸ばす。

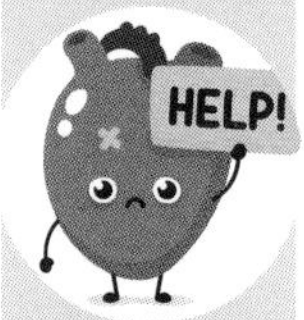

よく寝ないと心臓は休む暇がない。ただし「寝すぎ」に注意する

心臓は、いつも同じように働いているわけではありません。日中の活動時には、心臓に無理をしいることもあるでしょう。

しかも、多くは立っているか座っているかですから、全身に血液を循環させるために、心臓にはつねに負担がかかっています。

しかし、夜の就寝中には休むことができます。というより、休んでバランスをとらなければなりません。

寝ているときは副交感神経優位で、拍動も遅くなり、血圧も下がり、血液もゆっくり流れます。横になっているので、心臓にもどる静脈血もスムーズに流れ、足のむくみが取れます。

心臓はそのぶん休むことができます。全身の細胞に酸素も行き渡り、脳を活性化し、全身の疲れも取れます。

睡眠時間が短いと、心臓はあまり休むことができません。ですから、慢性的に睡眠不足の人は、少しずつ心臓を傷めつけています。

その結果、心臓や循環器系をはじめさまざまな生活習慣病を引き起こすことになります。心臓を十分に休ませるためにも、全身の健康のためにも、睡眠は重要です。

適切な睡眠時間には個人差がありますが、中高年は寝すぎてはいけません。一般的に適正な睡眠時間は6時間で、長くても7時間以内にとどめましょう。それ以上は、死亡率も循環器疾患の罹患率《りかんりつ》も高くなります。

中高年は“寝すぎ”にご用心

★睡眠時間と死亡リスク

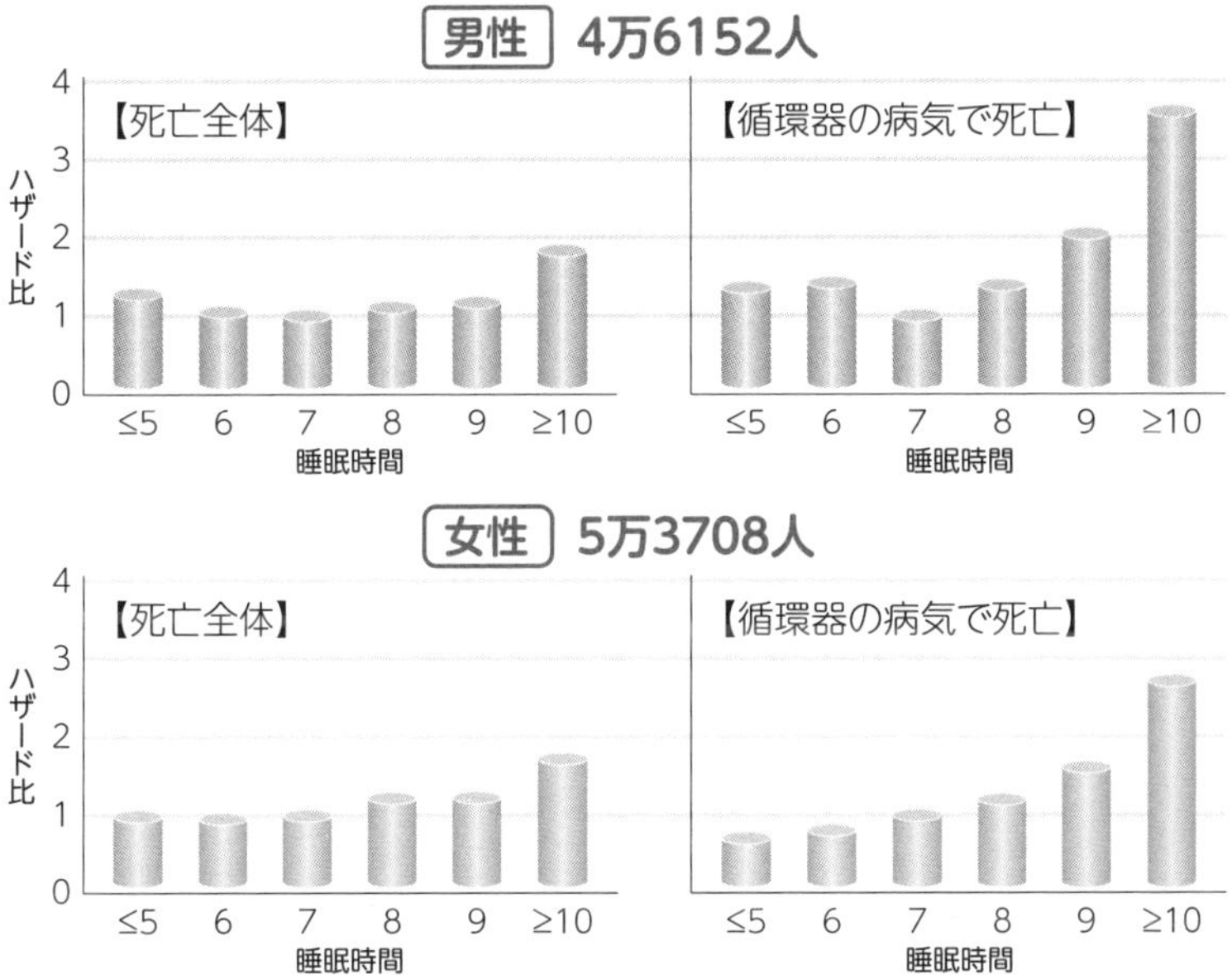

国立がん研究センターHPより

★睡眠障害は心臓をいじめる

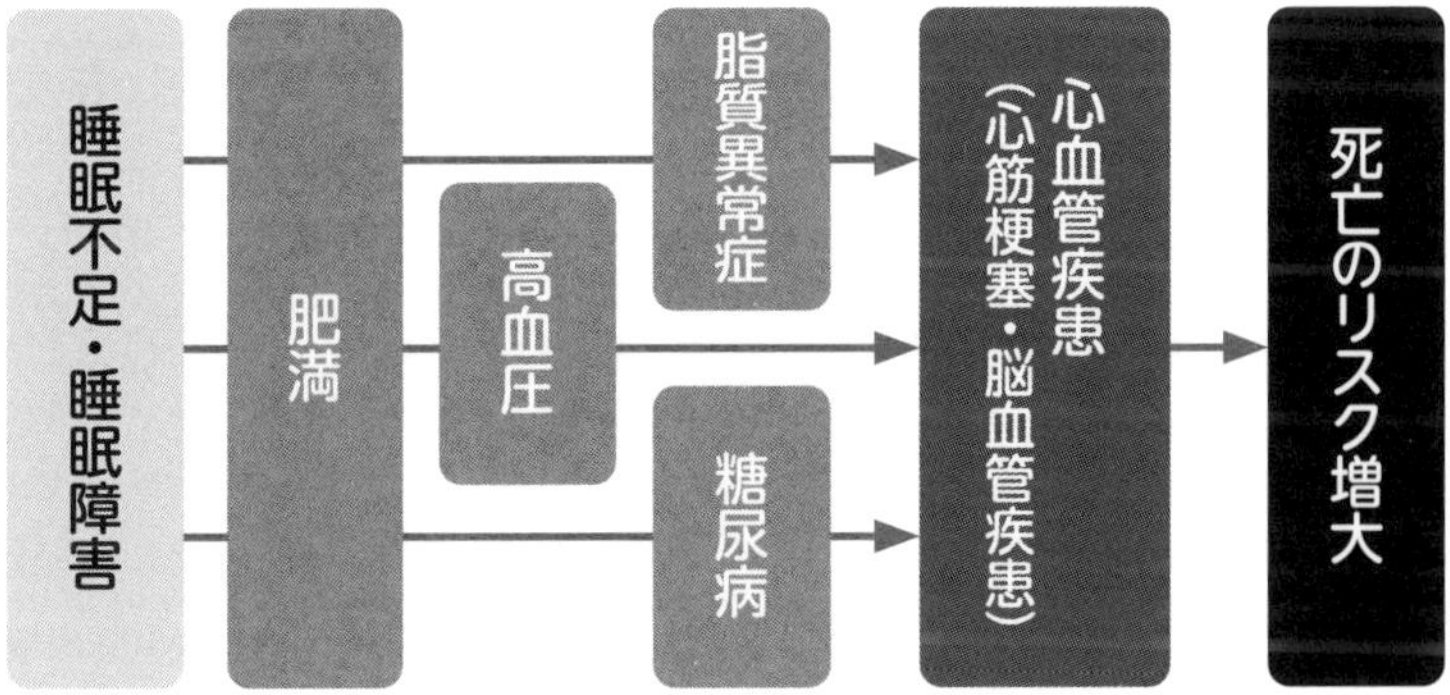

厚生労働省「e-ヘルスネット」より

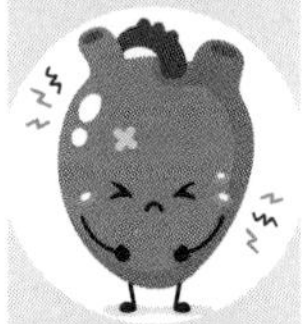

「睡眠時の無呼吸」で心臓が悲鳴を上げている

睡眠時無呼吸症候群は、睡眠中に何回も呼吸が止まる病気です。数秒から10秒以上も無呼吸がつづき、その間、酸素を取り込んでいません。熟睡できないばかりか、問題はまだあります。

呼吸は、心臓と肺がタッグを組んでおこなわれます。呼吸がたびたび止まると、体は低酸素になるし心臓にも肺にも負担となります。

そのため、慢性的に睡眠時の無呼吸があると、心臓や循環器病をはじめさまざまな生活習慣病を引き起こすことになります。

心臓では不整脈が起こりやすくなります。睡眠時無呼吸の人の50%に不整脈が見られたという報告もあります。心房細動や心室性頻拍症の人には睡眠時無呼吸症候群が多く、このことは心臓の健康にとって大きな問題です。

くり返し酸欠状態になるため、脳はときどき覚醒《かくせい》しています。そのため、本来は副交感神経が優位な就寝中に、交感神経が刺激され、そのことが心臓にストレスとなり、異常な動きが生じます。その結果、不整脈が現れるのです。

睡眠時無呼吸の原因は、肥満や喉の構造、加齢などいろいろあります。タイプもいくつかありますが、心不全や心房細動、脳卒中、脳腫瘍などが原因のものもあります。

検査や治療は、内科、耳鼻咽喉科、循環器科、睡眠外来などで受けられます。就寝中に呼吸が一時的に止まる人はもちろん、いびきを頻繁にかく人も受診するようオススメします。

循環器の病気と睡眠時無呼吸

★こんな症状に悩む

【夜の症状】

呼吸がしばしば止まる
イビキがひどい
トイレに起きる
寝相がわるい

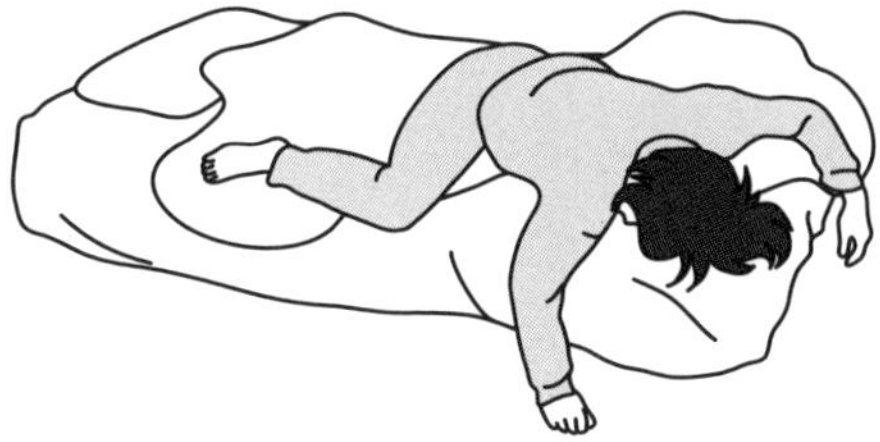

【昼の症状】

日中、眠気に襲われる
頭重感がある
ダルさを感じる

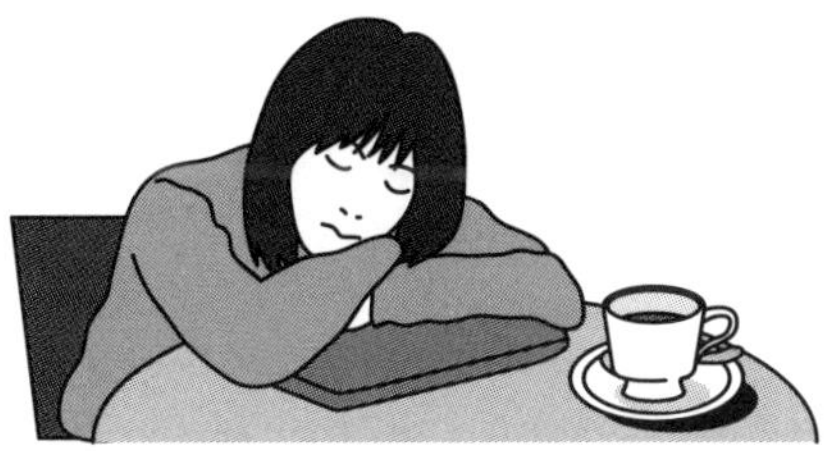

★循環器疾患は睡眠時無呼吸を合併

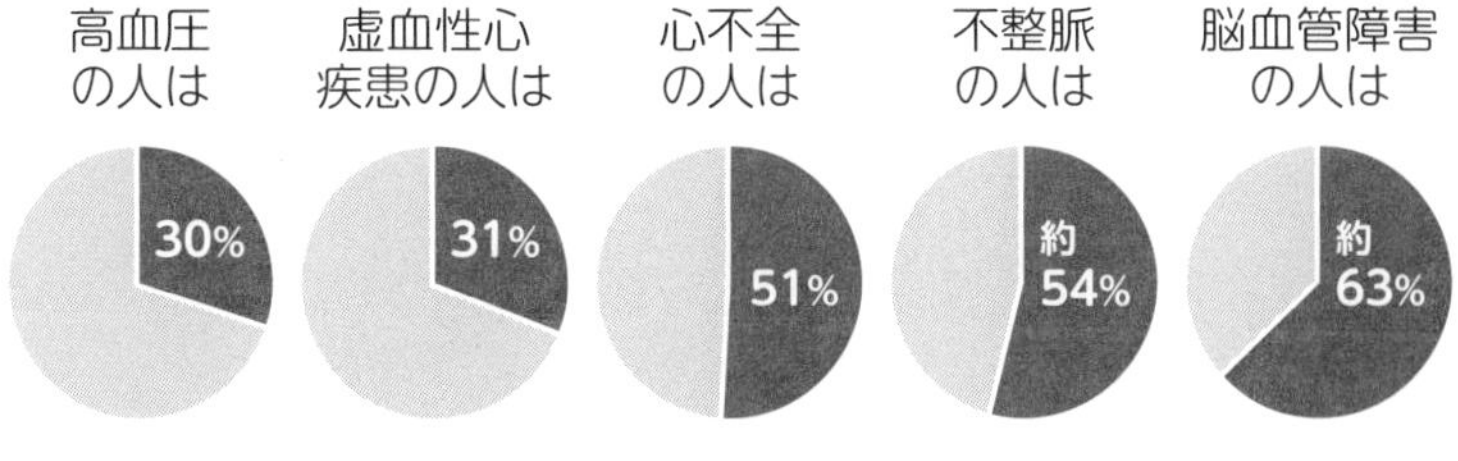

循環器に病気をもつ人は、睡眠時無呼吸を併《あわ》せ持っている割合が高く、放っておくと、脳血管の傷害、心不全、不整脈、虚血性心疾患、高血圧などのリスクが増大します。

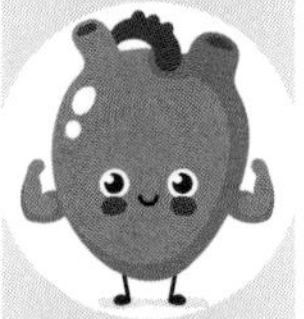

血管を柔らかく丈夫にする「血管ストレッチ」とは

体が柔らかい人もいれば、硬い人もいます。このことと血管の柔らかさ・硬さは一致しています。だから「自分はもともと体が硬いから」などといっているあなたは、動脈硬化が進んでいるかもしれません。

歩いたり走ったりすることは、血管を柔らかくするし丈夫《じょうぶ》にしますが、いちばんよいのは「ストレッチ」です。

血管の中膜は筋肉でできています。筋肉がやわらかければ、血管の弾力性も上がります。

ストレッチ運動を習慣にすると、脚の筋肉が強化され、そのときに筋膜《きんまく》も伸ばされます。動脈は筋肉と筋膜の間を走向《そうこう》しているので、自動的に血管がマッサージされて、柔軟性を保つ効果が上がります。

立ち仕事であれデスクワークであれ、どういう仕事であっても、体の偏《かたよ》った使い方をすることは避けられません。

私の場合、手術のときは何時間も立ちっぱなしで、姿勢が崩れ腰や背中に負担がかかります。また、診察日はほぼ座りっぱなしで、腰や背中に負担がかかります。

そこで、1日の仕事から解放された夜、ストレッチボードを使ってストレッチをしています。

ストレッチを日課にすることで、筋肉の柔軟性を保って、姿勢が崩れないように気をつけています。おもに上半身と下半身、体幹の筋肉を中心にストレッチをしています。

1日2回の血管柔らかストレッチ

1 頸《けい》動脈を伸ばす

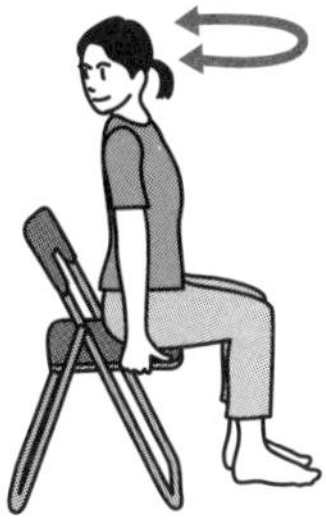

- イスに座り、背すじを伸ばす
- 頭部を水平に保ち、首を左右にひねる（右を見て、左を見て）
- 背後を見るように力を入れて左右それぞれ20秒キープ

2 大腿《だいたい》動脈を伸ばす

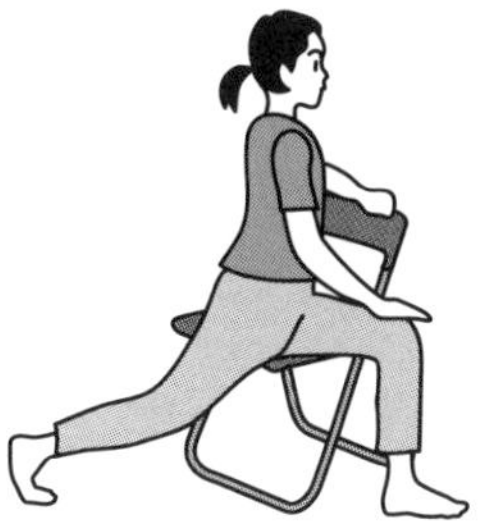

- イスに横向きに浅く座り、脚をうしろに出す
- 脚の付け根を意識して、脚を伸ばす
- 背筋を伸ばして、左右それぞれ20秒キープ

3 下肢《かし》動脈を伸ばす

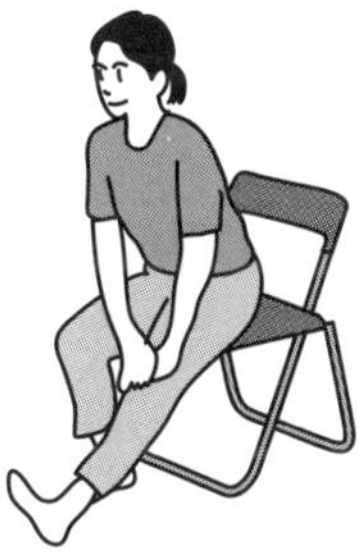

- イスに浅く座り、脚をまえに出す
- かかとを着け、つま先を浮かす
- 両手でひざを下に押し、左右それぞれ20〜30秒キープ

4 下肢静脈を伸ばす

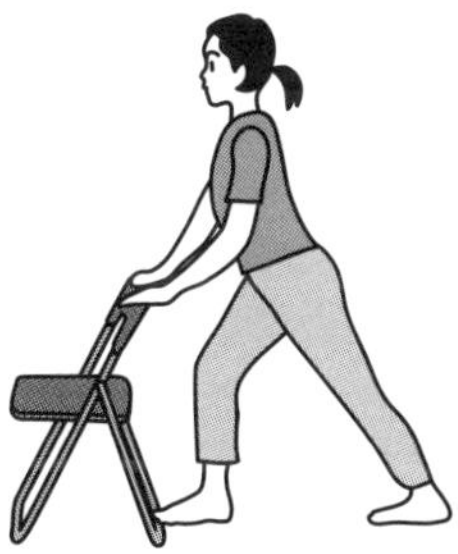

- イスのうしろに立ち、背もたれを持つ
- 伸ばしたい脚を後方にズラし、ふくらはぎに体重をかける
- そのままの姿勢で、左右それぞれ20〜30秒キープ

血管の若さ・老化の程度は「CAVI」「ABI」検査でわかる

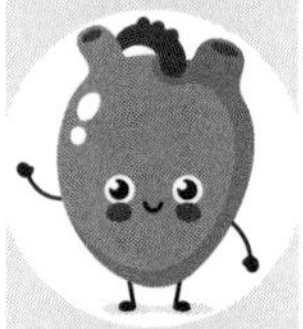

◆CAVI

中年以降は、定期的に血管の状態を検査するようお勧めします。血管の老化といわれる動脈硬化は、とくに何の自覚症状もないまま静かに進行していきます。そして、心筋梗塞や脳梗塞など循環器の重大な疾患の発症につながります。

ですから、中年以降は、動脈硬化の進行を調べたほうがよいのです。

年齢に比較して血管の若さや老化の程度、動脈硬化の進行度などがどの程度なのか、それを知る指標が血管年齢です。そのための標準的な検査として「CAVI《キャビィ》」(Cardio Ankle Vascular Index)があります。

CAVIは、心臓から足首までの動脈の硬さを調べる検査です。ベッドに仰向けに寝て、両腕、両足にカフを巻き、胸に心音マイクを付けて血圧と脈派を測定し、CAVIの数値を算出します。検査は5分程度ですみます。

CAVIは、動脈硬化が進行している人ほど高い値が出ます。数値が正常な人の年齢値と比較し、血管年齢を想定します。

血管年齢が低い人の場合、血管が柔らかく、動脈硬化のリスクが低いとみなされます。

心筋梗塞や脳卒中、大動脈の狭窄《きょうさく》、下肢動脈の狭窄などの発症を予測する指標になります。

もし、CAVIの数値が高値であれば、精密な検査として、98ページで紹介しているABI検査を受ける必要があります。

動脈の硬さ・詰まりの程度がわかる

CAVI／ABI検査の結果シート(例)

女性　60歳　身長160cm　体重60kg　BMI 23.4kg/m²

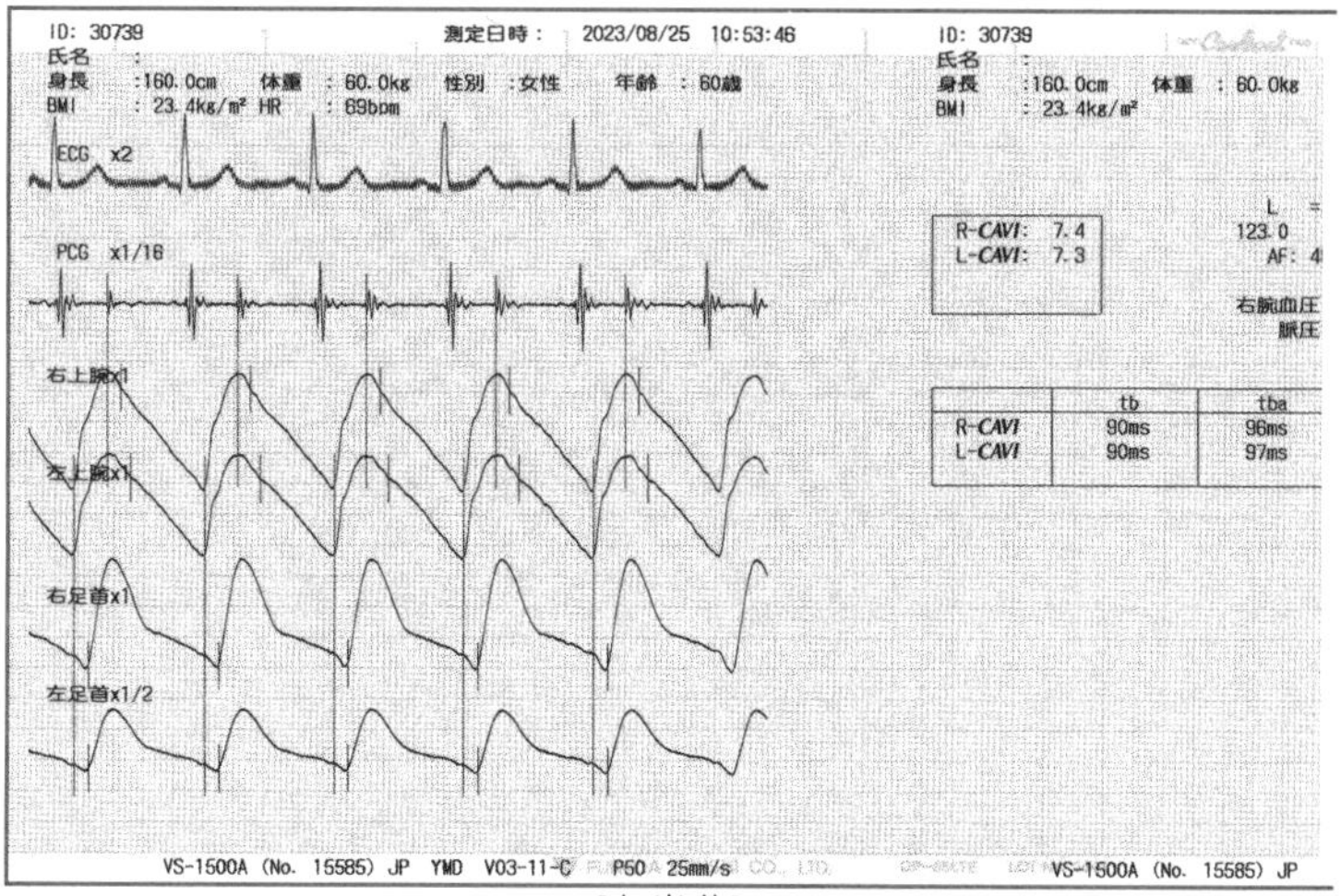

ID: 30739　測定日時： 2023/08/25 10:53:46

氏名 :
身長 :160.0cm　体重 : 60.0kg　性別 :女性　年齢 : 60歳
BMI : 23.4kg/m²　HR : 69bpm

ECG x2
PCG x1/16
右上腕x1
左上腕x1
右足首x1
左足首x1/2

ID: 30739
氏名 :
身長 :160.0cm　体重 : 60.0kg
BMI : 23.4kg/m²

R-*CAVI*: 7.4
L-*CAVI*: 7.3

L =
123.0
AF: 4

右腕血圧
脈圧

	tb	tba
R-*CAVI*	90ms	96ms
L-*CAVI*	90ms	97ms

VS-1500A (No. 15585) JP YMD V03-11-C P50 25mm/s　VS-1500A (No. 15585) JP

[左半分]

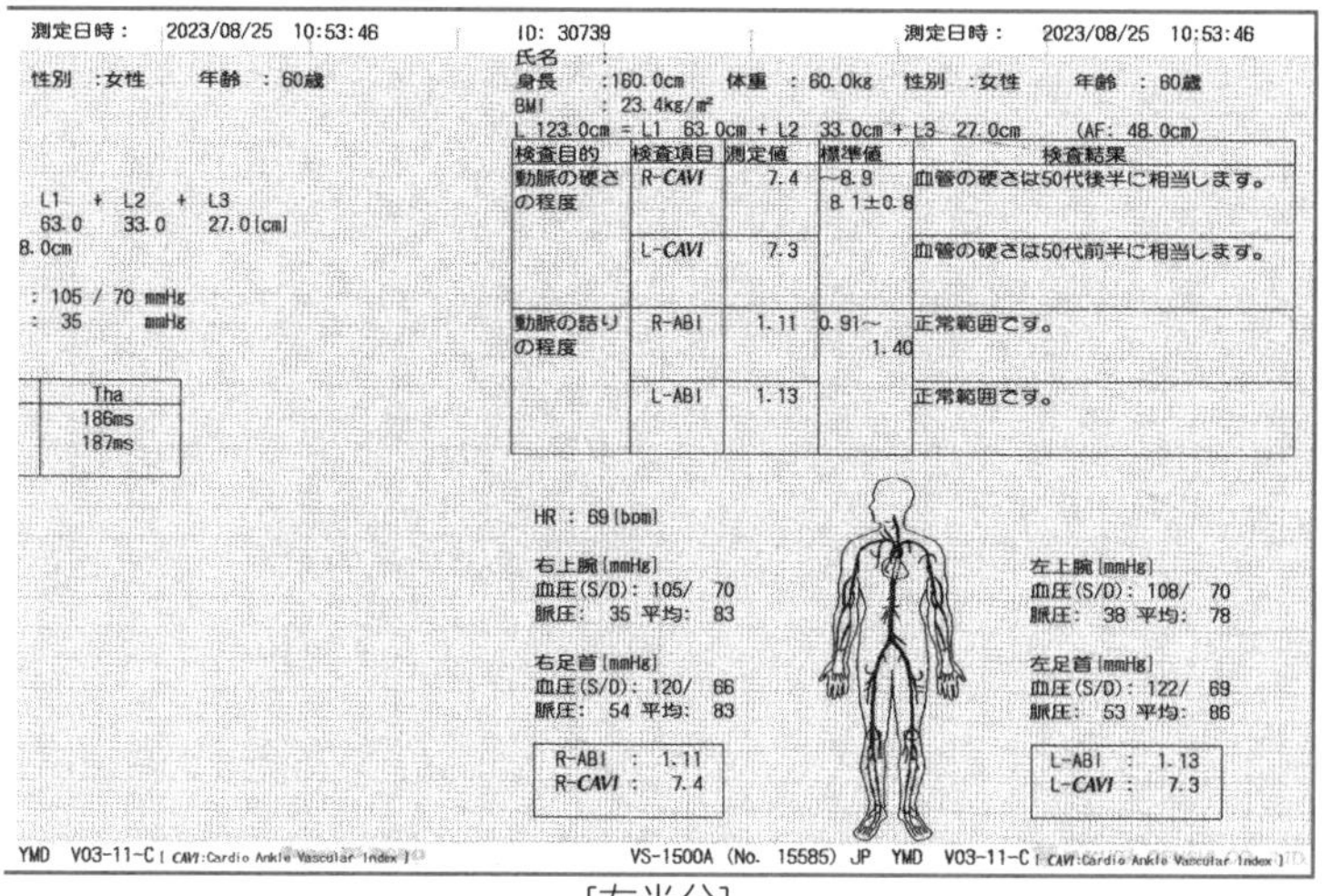

測定日時： 2023/08/25 10:53:46

性別 :女性　年齢 : 60歳

L1 + L2 + L3
63.0 33.0 27.0[cm]
8.0cm

: 105 / 70 mmHg
: 35 mmHg

Tha
186ms
187ms

ID: 30739　測定日時： 2023/08/25 10:53:46
氏名 :
身長 :160.0cm　体重 : 60.0kg　性別 :女性　年齢 : 60歳
BMI : 23.4kg/m²
L 123.0cm = L1 63.0cm + L2 33.0cm + L3 27.0cm　(AF: 48.0cm)

検査目的	検査項目	測定値	標準値	検査結果
動脈の硬さの程度	R-*CAVI*	7.4	~8.9 8.1±0.8	血管の硬さは50代後半に相当します。
	L-*CAVI*	7.3		血管の硬さは50代前半に相当します。
動脈の詰りの程度	R-ABI	1.11	0.91~ 1.40	正常範囲です。
	L-ABI	1.13		正常範囲です。

HR : 69[bpm]

右上腕[mmHg]
血圧(S/D): 105/ 70
脈圧: 35 平均: 83

右足首[mmHg]
血圧(S/D): 120/ 66
脈圧: 54 平均: 83

R-ABI : 1.11
R-*CAVI* : 7.4

左上腕[mmHg]
血圧(S/D): 108/ 70
脈圧: 38 平均: 78

左足首[mmHg]
血圧(S/D): 122/ 69
脈圧: 53 平均: 86

L-ABI : 1.13
L-*CAVI* : 7.3

YMD V03-11-C [*CAVI*:Cardio Ankle Vascular Index]　VS-1500A (No. 15585) JP YMD V03-11-C [*CAVI*:Cardio Ankle Vascular Index]

[右半分]

◆ABI

動脈硬化が進むと、血管の内部が狭くなり、やがては閉塞《へいそく》してしまいます。

動脈の狭窄や閉塞の状態を調べる検査が「A《エー》BI《ビーアイ》（Ankle Brachial Index／足関節上腕血圧比）」で、私のクリニックでも取り入れています。

下肢動脈の狭窄や閉塞を調べることで、全身の動脈の状態が想定できます。

ABIは、左右の上腕と足首の血圧を測定します。下肢の動脈に狭《せま》くなった箇所や詰《つ》まったところがあると、その部分の血流が悪くなり、血圧は低くなります。動脈の狭窄や閉塞は下肢によく起こります。

正常な血管なら、下肢の動脈に狭窄や閉塞はないので、普通は足首の血圧が少し数値が高く出ます。

こういうことから、上腕の血圧で足首の血圧を割ると、上腕も足首の比（ABI）が算出されます。

その数値に左右差がある場合、数値が低いほうの足の血管がより狭いことを表しています。

足首の血圧が高く、比率が0・9以下の場合は、細くなったり詰まったりしているおそれがあり、動脈硬化が疑われます。ゼロの場合は、完全に詰まっています。

6章

50歳からの心臓を強化するコツ

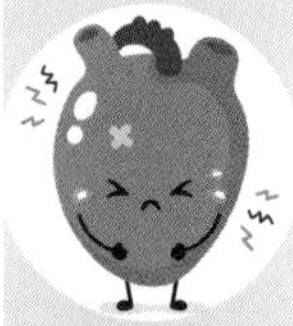

働きすぎは交感神経を過剰に。定年退職して突然死…がこわい

定年退職は人生のひと区切りですが、自律神経からみると、退職前はほとんどの人が最悪。交感神経優位に傾いています。働きすぎがピークになっているからです。退職した1〜2年後に突然死するケースがその現れです。

国立がん研究センターなどが、40〜59歳の男性1万5000人を対象に、20年追跡した研究があります。1日の労働時間が7時間未満、7時間以上9時間未満（基準）、9時間以上11時間未満、11時間以上の4グループに分類。11時間以上の急性心筋梗塞の発症率は、基準グループの1・63倍でした。

労働時間だけが問題になるのではなく、働き方も問題で、会社員などの勤務者はリスクが2・11倍も高かったのに、自由業に従事する人では関連は見られませんでした。

追跡開始時には40代だった人は急性心筋梗塞との関連は見られなかったものの、50代だった人は基準グループにくらべ、2・60倍も発症リスクが高かったのです。

調査の責任者を務めた大阪大学の磯崎康教授（公衆衛生学）は、「50代の人は40代だったときも長時間労働をしていたと考えられ、長時間にわたって動脈硬化が進展していったのでは。長時間労働の疲労蓄積があったとみられます」と分析。

このことからも、とくに50歳からは働きすぎしないようにするべきでしょう。

働きすぎの恐ろしい代償

★「労働時間」と「急性心筋梗塞」「脳卒中」の発症リスク

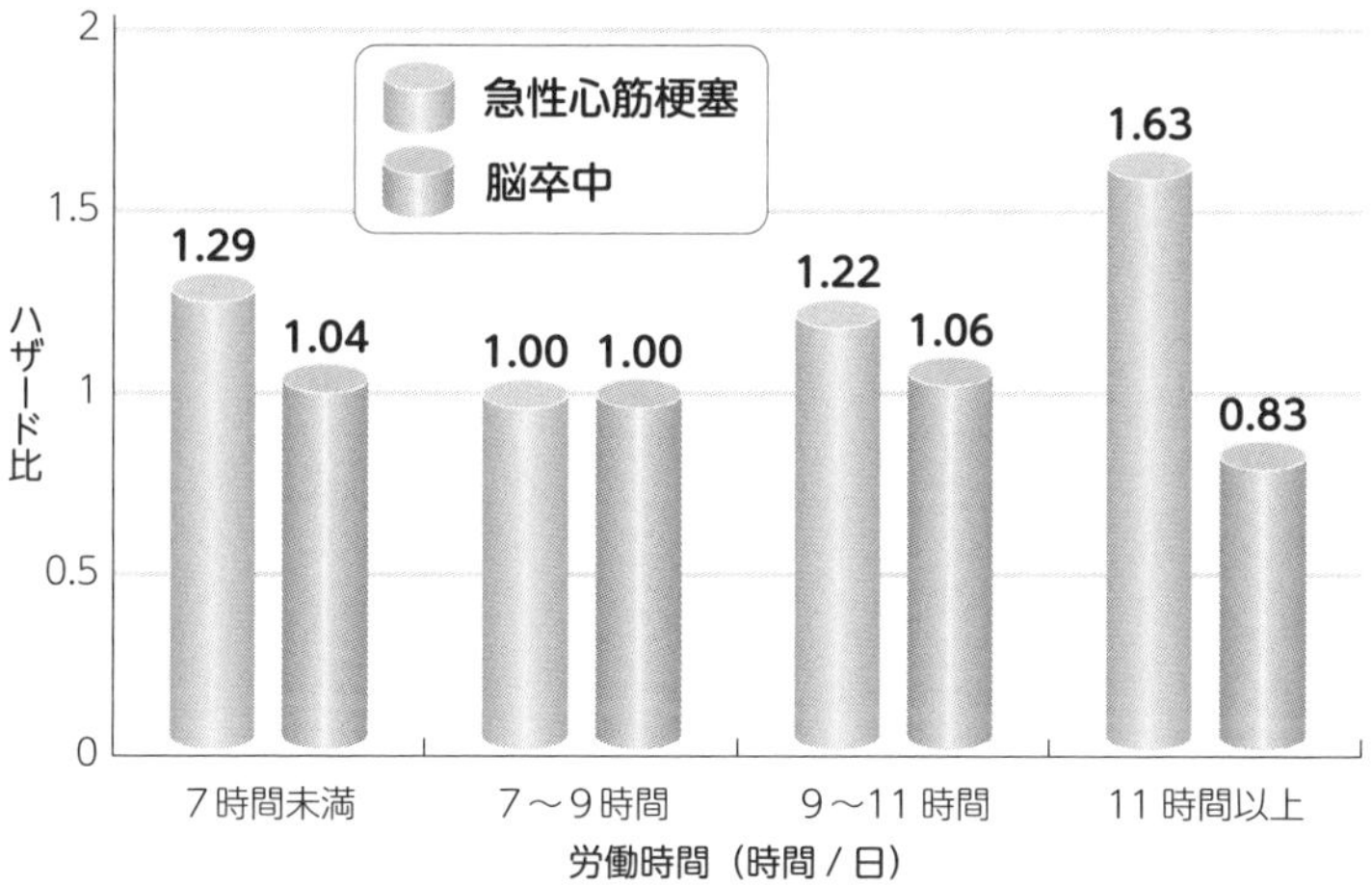

国立がん研究センターHPより

★定年退職を迎えたが…

会社員として勤務してきた人は、急性心筋梗塞の発症リスクが2.11倍にも。

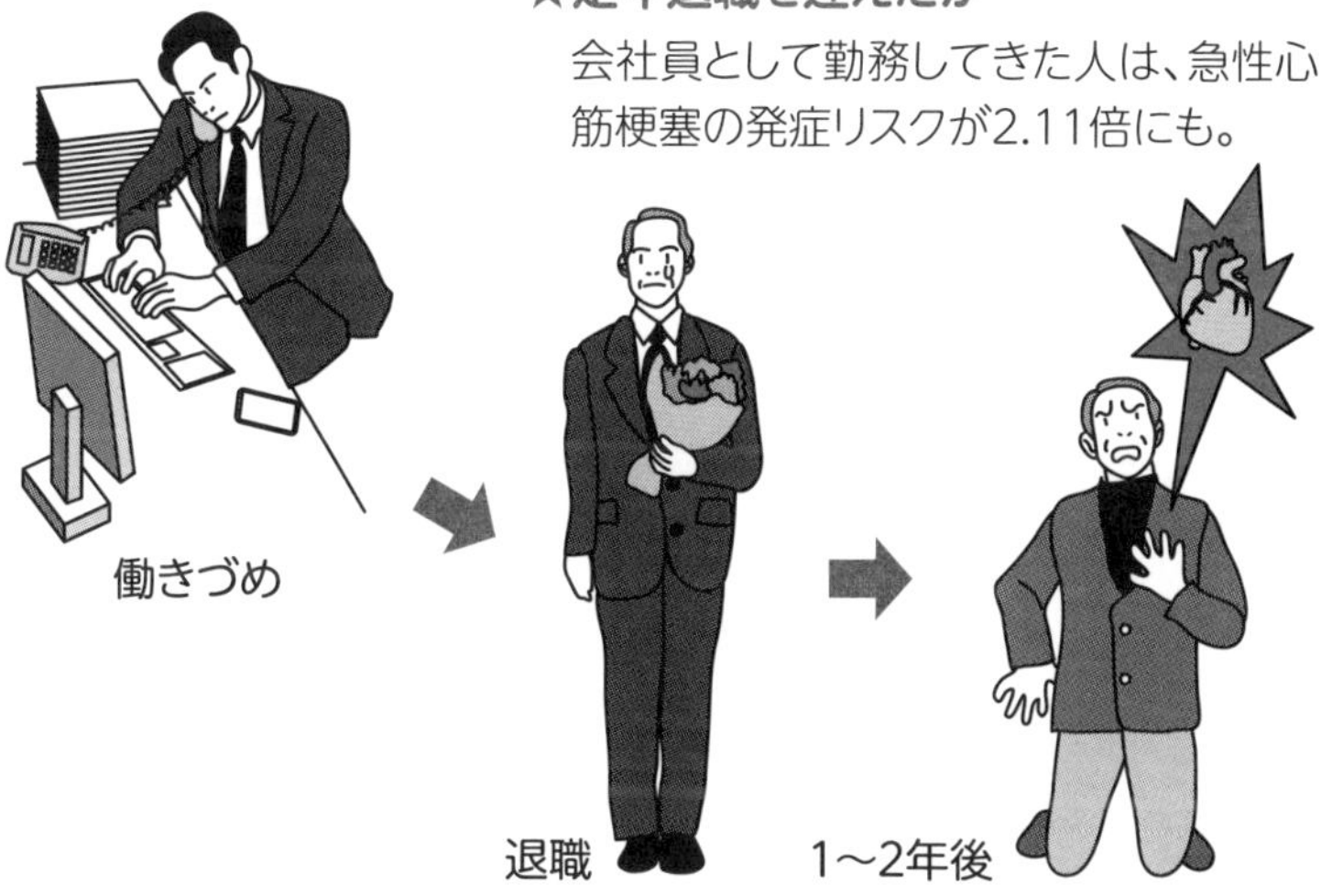

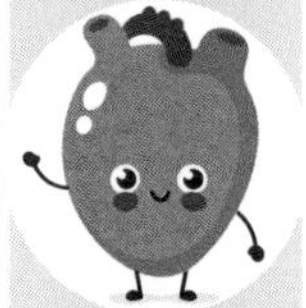

休日のだらだら過ごしはダメ。「ゆっくり活動」しながら疲れをとる

週末の休日は「副交感神経の閾値を高める」ことを目的に、積極的に行動しましょう。ただただリラックスし、心身を解放すればよいというわけではありません。

閾値が下がっている人こそ、休日は朝早くから1日を始めるべきです。平日6時に起きている人なら、せめて7時には起きましょう。

休日初日は、まだ交感神経優位から抜けだせず、意欲が湧《わ》かないかもしれません。それは、体より頭のほうが疲れているのです。

気持ちよく体を動かしていれば、体はもちろんのこと、頭も軽くなってきます。そうなれば、交感神経も副交感神経も閾値が上がっていくでしょう。

起床し、朝食をとったら、外に出て軽く歩く行動をおすすめします。

ただし、休みだからと平日にできなかったことをあれこれと予定に組み込むのはＮＧ。「余裕をもって、ゆっくり活動」を心がけて行動しましょう。

どんなに楽しくて好きなことでも、予定を詰めすぎると、こなすのに精一杯。これでは気持ちが高ぶり、交感神経が興奮してしまいます。

パソコンやスマホで趣味や興味のあることを検索するのも、ほどほどに。

趣味や買い物、外食など、楽しみのために積極的に動くのはよいことですが、とはいえ、無理のない範囲にとどめましょう。

1日じゅうゴロゴロはだめ

★ゆっくり活動する休日のスケジュール［例］

6:00	起床
6:30	ラジオ体操、ウォーキングなど
7:00	朝食（腹8分目）
7:30	ハイキング
12:00	昼食（腹8分目）
14:00	帰宅
14:30	ぬるめのシャワーを浴びる
15:00	昼寝
16:00	（犬の）散歩
16:30	読書
18:00	夕食（腹8分目）
19:00	テレビ・映画鑑賞
21:00	音楽鑑賞
22:00	就寝

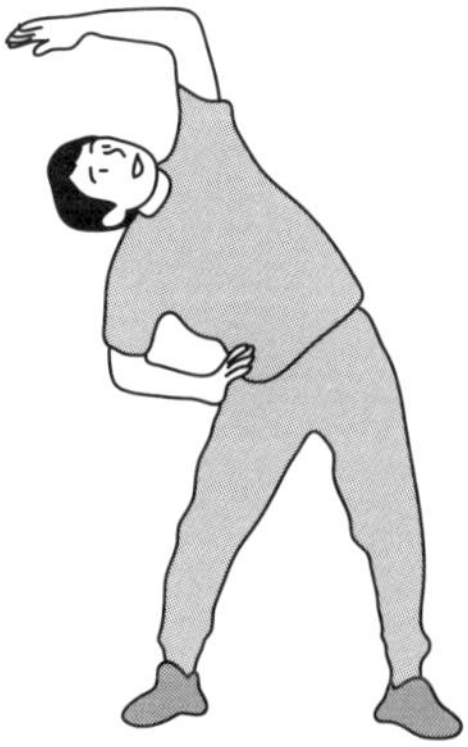

「がまん」は心臓によくない。無理して他人に合わせない

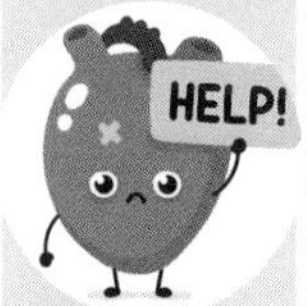

仕事や会社の人間関係は、ストレスのタネになります。誰でも、好きではない人・苦手な人・相性が悪い人がいますが、そういう人ともうまく折り合っていかないといけません。

理不尽なことをいったり、したりする人がいても、ストレートに意見するのははばかられます。そのため我慢をしいられますが、するとイライラするし、怒りが生まれ、敵意もふくらみます。

怒りやイライラが募《つの》ると、アドレナリンが過《か》剰《じょう》に放出され、末梢血管や毛細血管の血液の流れが悪くなり、血栓《けっせん》ができやすくなります。

同時に血圧も高くなるので、心筋梗塞や脳梗塞になるリスクも上昇します。怒りは、吐《は》きだす人よりも、ため込む人のほうが血圧が上がりやすいこともわかっています。

人間関係に起因するストレスは、多くの場合、問題を根本的に解決できません。したがって、悩んだり我慢したりするだけムダです。

ネガティブな感情を追い払うには、一時的に脳を空っぽにしてリセットすること。そのためには、運動が役立つし、いろいろな方法で気分転換を図《はか》りましょう。

人間関係におけるイライラに、いつまでも頭をわずらわされるのは、自律神経の閾値が低いからです。

自律神経が強くなると、腹立たしい問題もスルーできるようになります。

仕事・職場のストレスの怖さ

★脳卒中と仕事ストレスの関係

従業員(日本人)6553人を11年間、観察した研究

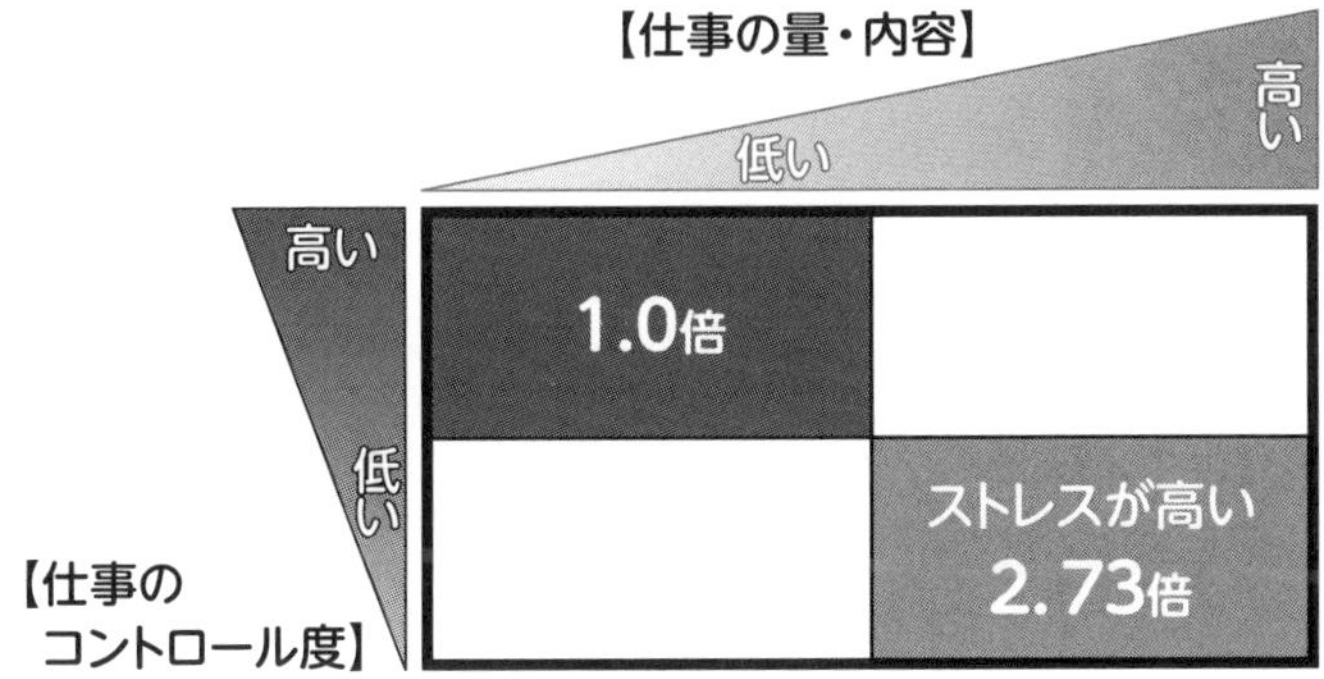

Tsutsumi A,et al.Arch Intern Med.2009

★自殺と仕事ストレスの関係

従業員(日本人)3125人を9年間、観察した研究

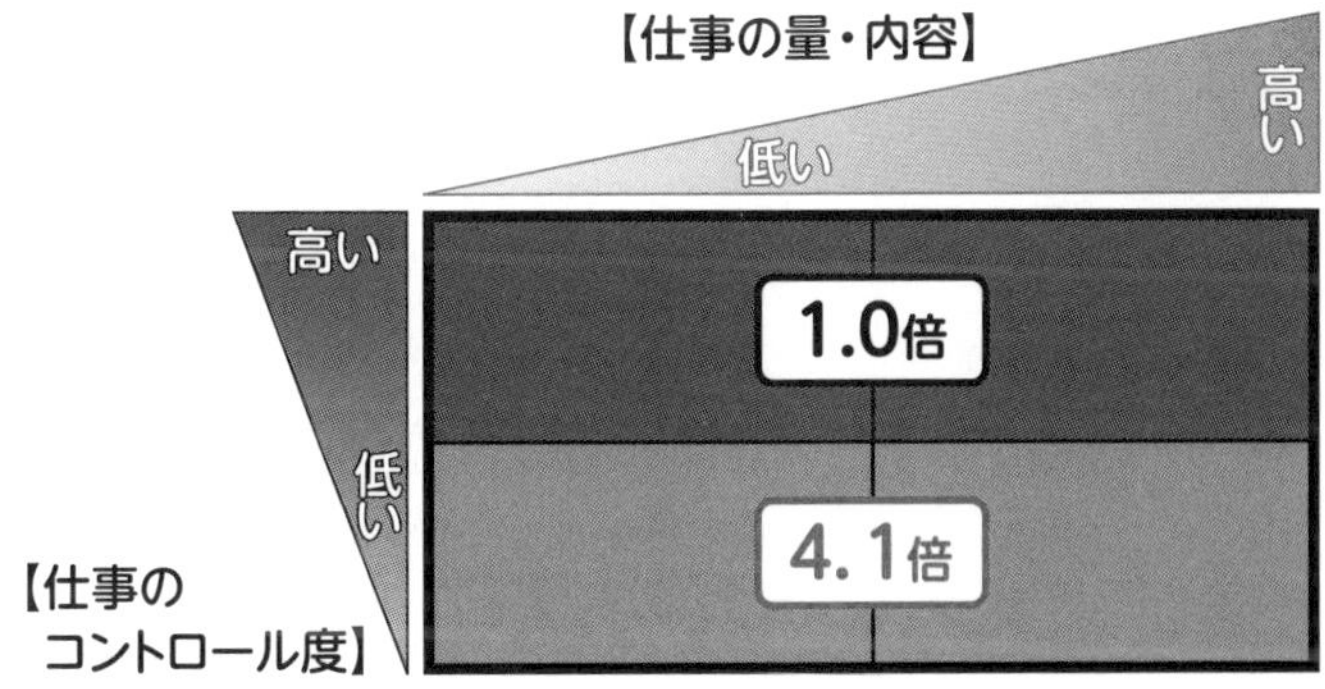

Tsutsumi A, et al. Psychother Psychosom.2007

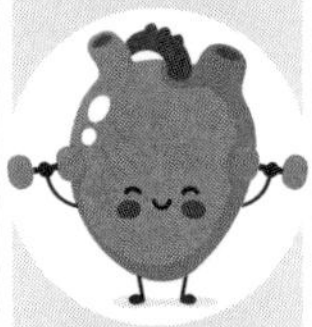

大事な仕事は、活力がみなぎる午前中にすませるとよい

朝は、いちばん活力が出る時間帯で、頭も体も冴《さ》えています。ですから、重要な仕事は午前中に集中しておこなうようにしましょう。

その日の予定のうち、大事なデスクワークは午前中にあらかた済ませます。社内の人と個人的に重要な打ち合わせをする場合も、できるだけ午前中におこないます。

また、営業職で人と会って売り込んだり交渉したりするのがもっとも大事な人の場合も同様に、商談や打ち合わせを午前中にするようにします。

午前中に重要な仕事を済ませると、午後は気が楽になるでしょう。

午前をすぎると、脳の働きはじょじょに低下してきます。それに合わせ、午後はペースダウンし、朝よりも軽めの仕事をします。頭をつかう仕事を昼までにこなすと、あとはリラックスして取り組めるでしょう。

このように、仕事の中心を午前中に据《す》えると、1日の仕事が充実してきます。なお、午後3時頃の休憩時間に5分でも仮眠すると、脳の回復に役立ちます。

朝はいちばん活力が出ないし、頭もぼんやりして冴《さ》えないけれど、夕方になると心身が活発になるという人は、生活にみだれがあって、自律神経が正常に働いていません。

こういう人は、日々の生活を見直し、自律神経の働きを高めるべきです。

アドレナリンが出るのは午前中

★アドレナリンは、「ファイト!」の活力ホルモン（神経伝達物質）で、副腎《ふくじん》髄質《ずいしつ》から分泌されます。ストレス反応の中心的役割を果たし、興奮すると血中に放出されて、心拍数や血圧を上げ、瞳孔《どうこう》を開き、血糖値を上げる作用などがあります。つまり、体を臨戦態勢にします。

★人間の体は、アドレナリンが出る時間帯に起き始めます。午前中は、仕事などの活動で交感神経が刺激されるのにともない、アドレナリンもどんどん分泌されます。

【アドレナリンの分泌量】

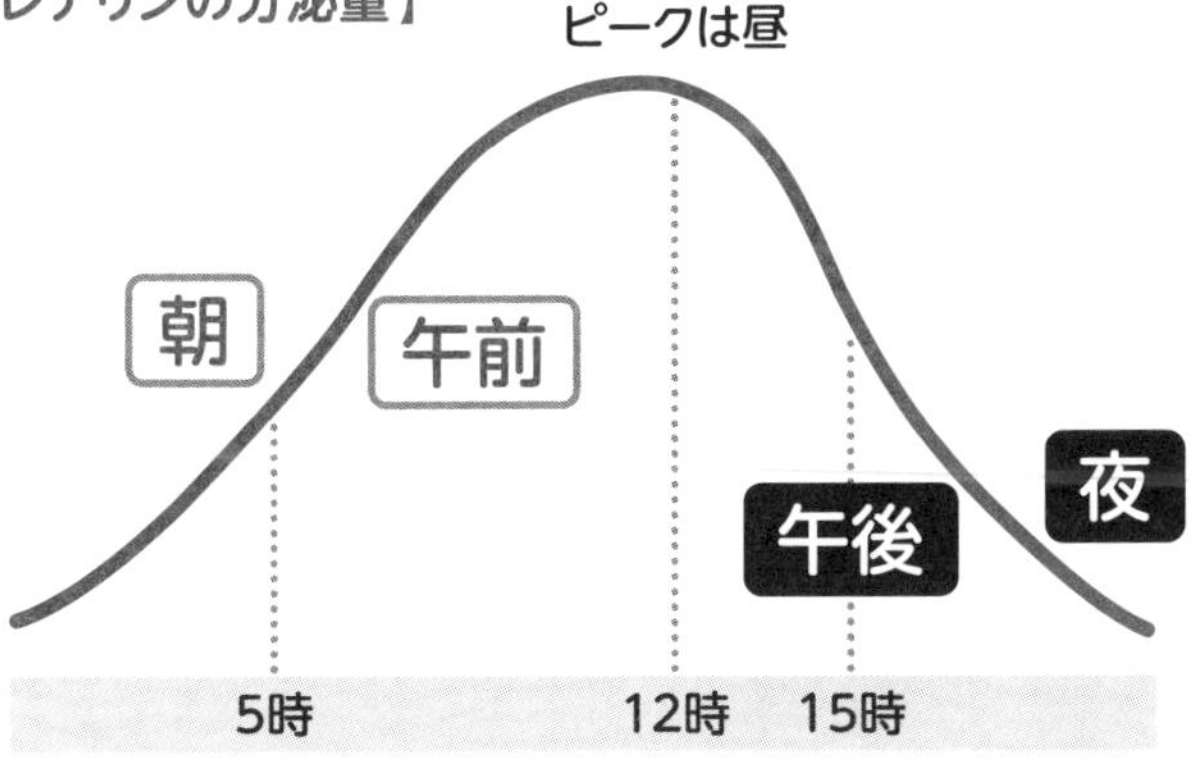

★昼の12時をピークに、交感神経の働きはじょじょに収まり、アドレナリンの分泌も減少してきます。午後からの仕事を頑張りすぎると、この流れに逆らうことになり、血液循環は悪くなって、能率は上がりません。

★ちなみにアドレナリンは、ひじょうに強力な肉体力（火事場の馬鹿力）に関係していて、危機のときにしばしば効力を発揮します。たとえば、子どもがクルマの下敷きになって、親が1人で車体の一部を持ち上げて助け出した…などというエピソードもあります。

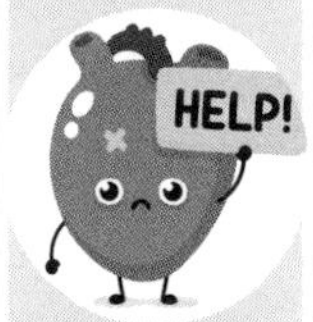

健診では心臓の状態はわからない。50歳すぎたら「心臓ドック」で検査を！

社会に出て30年も生きてきたら、心臓は酷使され、かなり疲弊《ひへい》しているはずです。この間、職場の健康診断を毎年受けてきたと思います。

職場の健診で、心臓や循環器系に関する検査は、心電図、胸部レントゲン、心拍数測定、血圧測定、血液検査（コレステロール）などです。これらの検査で問題がなければ、それをもって「異常なし」と判定されます。

しかし、これらの検査だけでは、心臓がどういう状態にあるか、働きが落ちていないかなどはわかりません。まして、心臓の器質《きしつ》的な病気がわかることはほぼないのです。

実際、直近の健診では異常は何もなかったのに、突然、心筋梗塞で倒れてしまったという例があります。健康診断での異常なしを過信してはいけません。

受けるべき検査として挙げられるのは、心臓の冠動脈と大血管造影CT、心エコーなどです。これらの検査の結果から、何年前頃から血管が狭くなってきたか、動脈瘤《りゅう》ができていないか、心臓の弁が閉鎖していないかなどがわかります。

心臓の健康状態をくわしく調べるには、13項目の検査が必要です。

心臓の疲労が蓄積してきている50歳からは3年に1度、定期的に専門的な検査を受けるようにしましょう。なお、96ページで取り上げていますが、血管年齢や動脈の閉塞の有無を調べることも必要です。

心臓病のリスクを探る検査

❶血液検査	コレステロールや血糖など代謝系の値と腎臓、肝臓の機能、血液の栄養・感染状態をチェックする
❷胸部レントゲン	心臓の大きさ、形、肺のうっ血、腫瘍《しゅよう》陰影《いんえい》の有無を把握する
❸心電図	安静時不整脈の有無、刺激伝導系の異常、虚血《きょけつ》、心筋炎などのリスクを測る
❹負荷《ふか》心電図	階段の昇り降りをして、負荷をかけたときの心臓の動きを見て、不整脈や心筋虚血の有無を調べる
❺心臓超音波検査（エコー検査）	弁の形や機能を観察して、血液循環がうまくいっているか、筋肉の肥厚《ひこう》具合、血液の拍出量を算定する
❻頸動脈／❼下肢動脈エコー、ドプラ	詰まりやすい頸動脈、下肢動脈の動脈壁は正常か、血栓がないかを見て下肢動脈閉塞の有無を見る
❽ABI計測	上下肢の血圧差を測って、体の上下左右で動脈硬化が起きていないか調べる
❾CAVI計測	四肢にセンサーを装着して心臓の拍動が四肢に到達する時間を測る。動脈硬化の進行度がわかる
❿眼底検査	網膜の血管から動脈硬化の初期状態を測る。ドプラでは測れない細い動脈を調べる
⓫肺機能検査	肺の容積や換気機能をチェックする。肺気腫《はいきしゅ》、肺結核、肺繊維症、気管支喘息《ぜんそく》などがわかる
⓬全身CT検査	全身の造影CT画像（体の断面図）を見て、狭い血管がないか、動脈瘤《りゅう》ができていないかを調べる
⓭心臓CT検査	冠動脈の走行異常や狭窄《きょうさく》部位を1ミリメートルの太さまで鮮明に見ることができる造影CT検査
⓮心筋シンチ（オプション）	心臓が血液をどの程度有効活用しているかを測る検査。心臓の虚血が疑われた場合におこなう

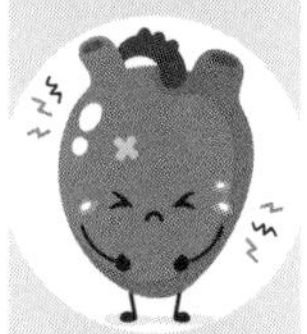

「これだけ」という人生は危ない。いろいろとチャレンジしよう

自分の人生は〝これのみ〟と決めて、1つのことだけに専心《せんしん》努力する人がいます。

小説家にも編集者にも、そういう人がいます。よい作品、よい出版のためには、ひたすら根を詰めます。寝ないで仕事をしつづけることもありますが、自律神経や心臓にとっては、ひじょうに危険です。

実際、原稿執筆中に心筋梗塞を発症して急死した作家がいます。自律神経が破綻《はたん》し、心臓も壊れ、動脈も詰まった結果なのです。音楽家も同様です。

職業にもよりますが、心臓病で倒れる患者さんは、「これをやることが自分の人生だ。これでいいんだ」と懸命に努力してきた人が多いのです。

しかし、体を壊すまで努力してきた人が、60代、70代になってとうとう病気になり、人生の幕を閉じてしまうのです。そうやって倒れた患者さんを私はたくさん見てきました。

若いときはキャリアを積むためには、他のことを犠牲にしても1つのことに専心《せんしん》努力することが必要でしょう。ですが、のちのち心臓を壊して悲惨なことにならないためには、50歳の今から生き方を修正することが求められます。

新たに打ち込むもの、生きがいとなることや、楽しみをもつべきです。いまの50歳は若いので、大学などで学んでセカンドキャリアを切り開くことなども可能です。

“無趣味なもので…”の人生はキケン

★趣味が5つで、死亡リスクが3割減る

趣味がゼロの人を基準(1.0倍)にしたときの「趣味の個数」と「死亡リスク」の関係。65歳以上の日本人4万8216人を対象に解析。

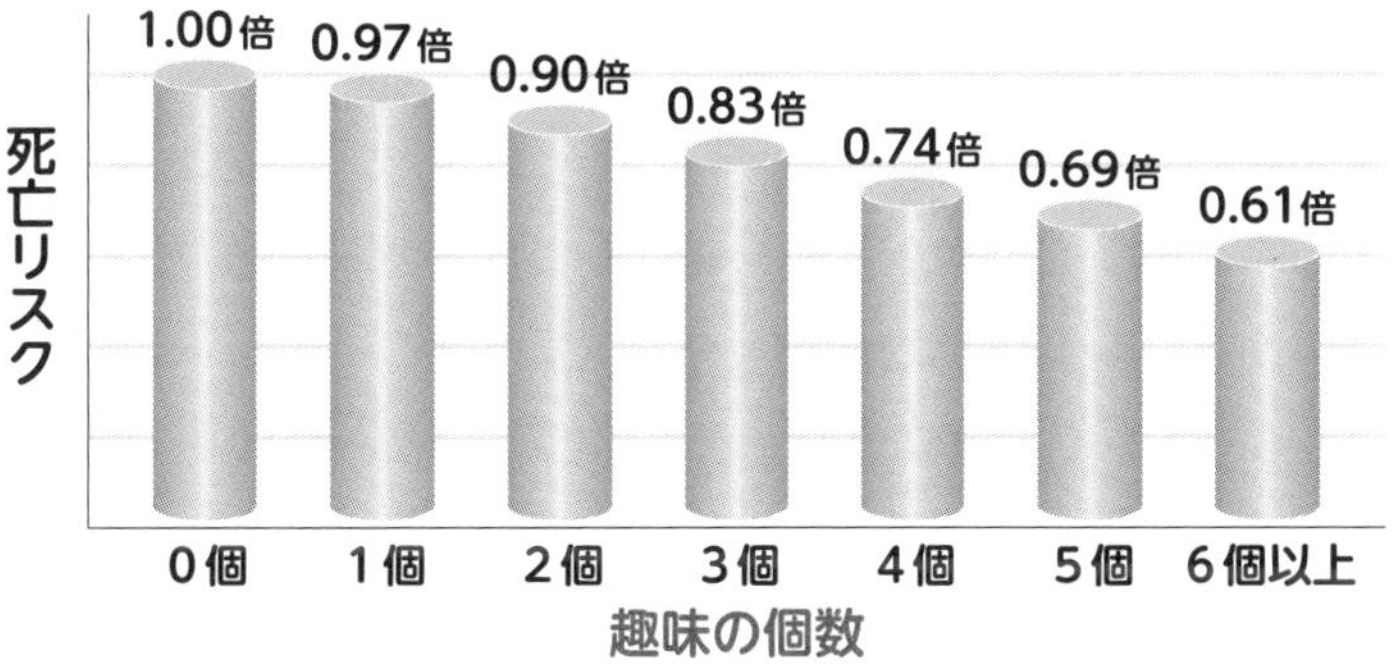

Kobayashi T, Tani Y, Kino S, Fujiwara T, Kondo K, Kawachi I. Prospective Study of Engagement in Leisure Activities and All-Cause Mortality Among Older Japanese Adults. J Epidemiol. In press

★「生活を楽しむ意識」が高い人は循環器病に強い

生活を楽しんでいると思う意識の強さを「高」「中」「低」の3グループに分け、循環器病との関係を追跡。「高」群のリスクを基準(1.0倍)にしたときの中・低群の違いを解析。40〜69歳の男性8万8175人を対象。

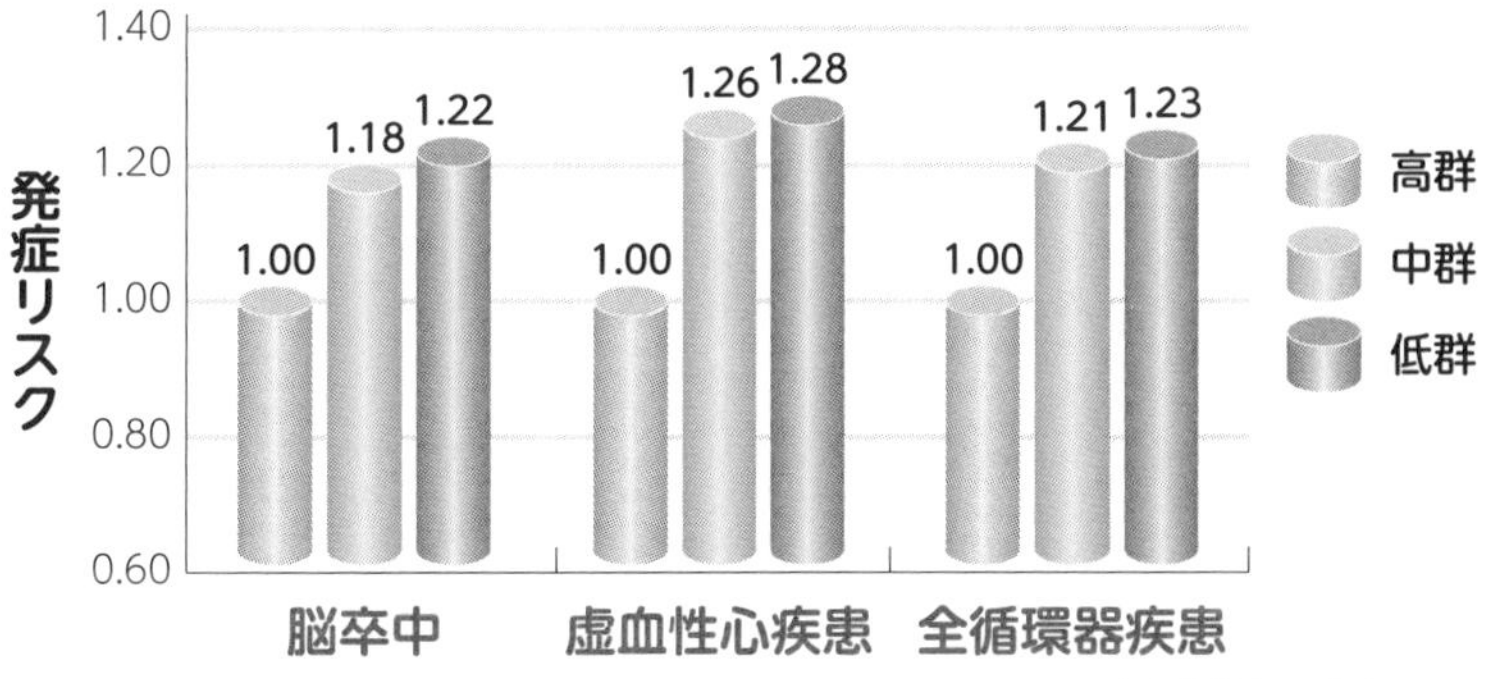

厚生労働省研究班調べ

ハート
博学❹

心筋は鍛えてはいけない。運動で厚くなった心臓は弱い

心臓の筋肉は骨格筋と同じ横紋筋《おうもんきん》です。骨格筋は鍛えれば太くなり、筋力が増します。心筋も鍛えると厚く太くなりますが、強《きょう》靭《じん》にはなりません。逆に弱くなります。

左心室から血液（動脈血）が押し出されます。このとき、左心室には水銀柱で120㎜もの圧力がかかります。その圧力に耐えられるよう、左心室の筋肉は厚くなっています。

いっぽう、右の心臓は右心室から肺に血液を送り出しますが（肺循環）、右心室の壁は左心室のようには厚くなっていません。

１分間の拍出量（心臓から血液が送り出される量）は成人で約５リットルですが、激しいスポーツ時には12～14リットルにもふえます。

そうなると、左心室は耐えられますが、もともと壁が薄い右心室は耐えられません。そこで厚くなって圧に耐えようとしますが、心筋は太くなると弱くなるのです。右心房と右心室の間にある弁（三尖《さんせん》弁）が閉鎖不全をきたし、不整脈を生じるようになります。

長期にわたり心臓に負担をかけすぎると、左心室の心筋は肥大化し、僧帽《そうぼう》弁が締《し》まらなくなり、弁輪《べんりん》がひろがって僧帽弁閉鎖不全症を発症します。さらには、不整脈・心筋梗塞などを発症しやすくなります。そのため、競技中に急死する事故が起きたりするのです。

競技スポーツを６～７年も続けると、半数の人は心肥大になります。しかも、いったん肥大した心臓はスポーツをやめても元に戻りません。心筋は鍛えすぎてはいけないのです。

7章

100歳、心臓にして健康長寿を手に入れる

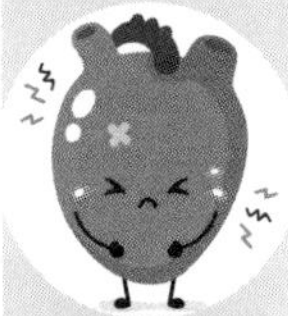

涙もろい、カッとなる、感動しない…は自律神経の働きが弱くなったから

年をとると「涙もろくなった」という人は少なくありません。

この変化、「やさしくなったから」とか、「情がわかるようになったから」、はたまた「感情が豊かになったから」……などと解釈する人がいます。ですが、どれも違っています。

また、年をとるとキレやすくなる人もいます。以前は短気ではなかったのに、たわいのないことにもすぐにカッとし、怒り出します。怒りが止まらず暴走老人と揶揄《やゆ》される人もいます。

さらには、年をとると何事にも感動しなくなる人がめずらしくありません。

旅行にいって荘厳《そうごん》な歴史的遺産や建築物、雄大な自然景観を見ても、何の感興《かんきょう》も覚えないという高齢者もいます。

「これまでいろんなことを味わってきたから、簡単には感動しない」などとうそぶく人もいますが、そうではありません。

これらの変化は、どれも一般に老化現象とされますが、自律神経からみると、閾値《いきち》の低下そのものです。

交感神経、副交感神経どちらも弱くなっています。ですから、涙腺《るいせん》がすぐ開いて涙ぐむし、たいしたことでもないことに怒るし、何を見ても感動しないのです。

このような兆候《ちょうこう》があったら、自律神経がだいぶ弱くなっていると自覚し、今日から対策するようにしましょう。

自律神経が弱くなると…

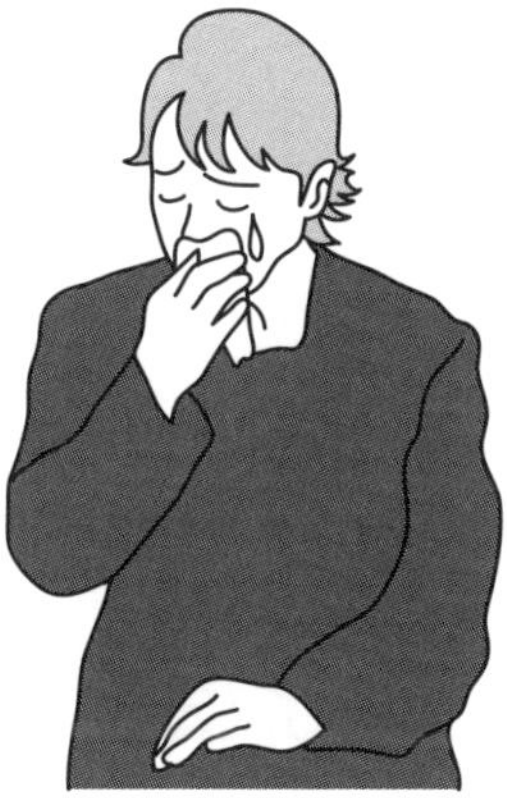

1 涙腺がゆるく、
すぐ泣けてくる

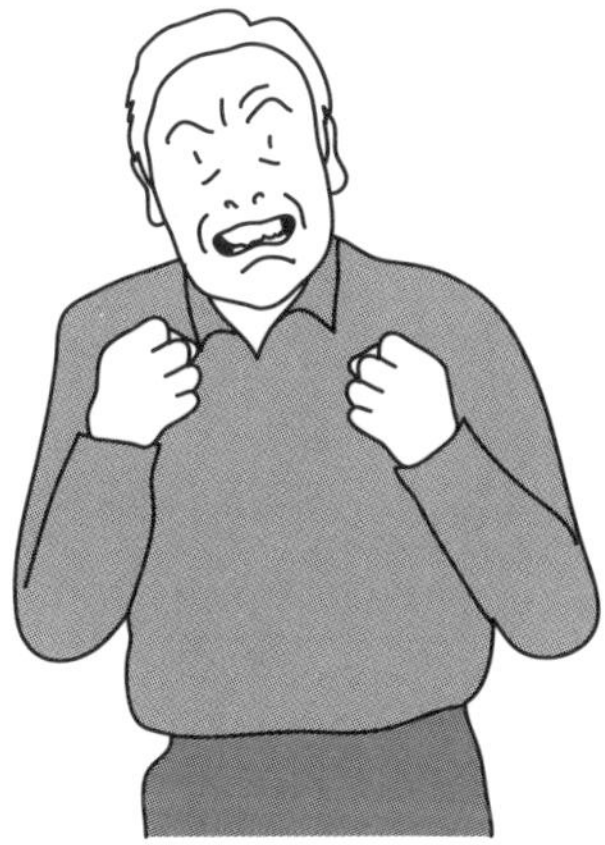

2 怒るほどのことでもない
のに、すぐカッとなる

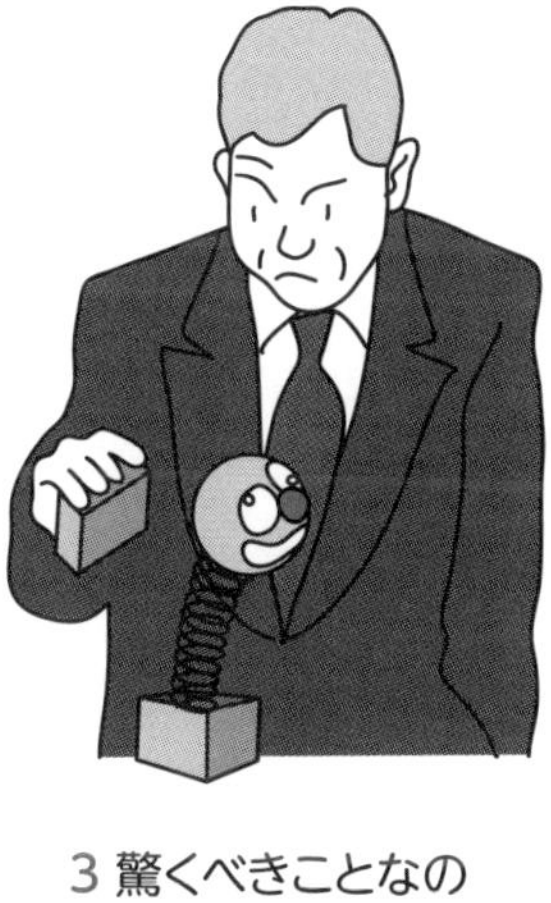

3 驚くべきことなの
に、反応が鈍い

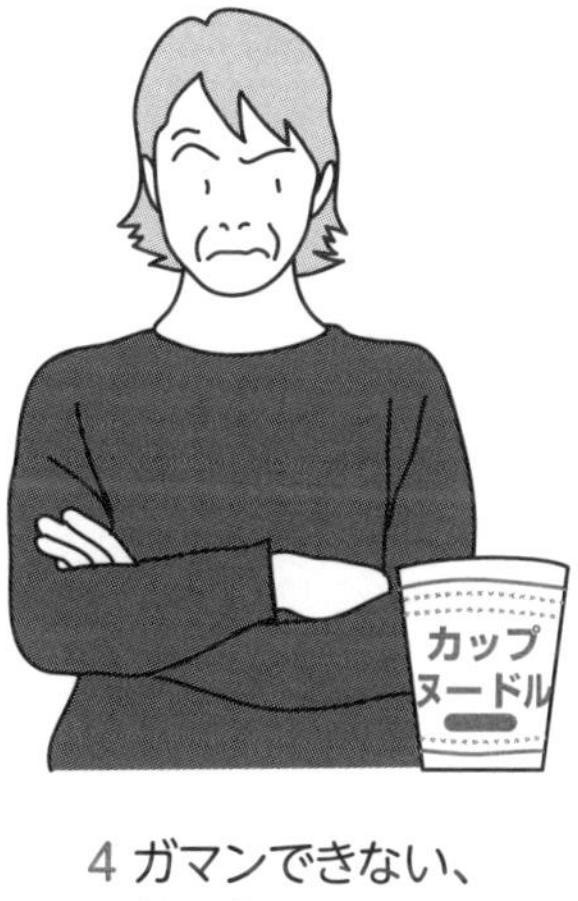

4 ガマンできない、
待てない

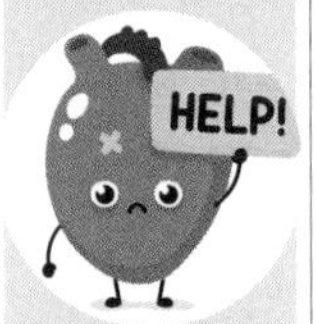

孤立感は心臓にこたえる。社会的な「つながり」を保とう

現代は人間関係が希薄《きはく》になってきたといわれます。新型コロナウイルスのパンデミックが人と人を分断することになり、人間関係をますます希薄にしました。

孤独は、心臓の働きを低下させます。実際、社会的なつながりがなく孤独と感じている人は脳梗塞や心筋梗塞を起こしやすくなります。自律神経のバランスを崩しているからです。

問題は、高齢の1人暮らしの男性です。孤独感や孤立感は心臓の働きを低下させ、心臓病や脳卒中、死亡のリスクを高めます。

ところが一方で、自分で家事や身の回りのことをこなす1人住まいの男性は、かえって長生きという統計もあります。

このことから、早々に孤独死するか長生きするか、どちらに転ぶかは、その人しだいだとわかるでしょう。

ともすれば、高齢になると年をとったということだけで悲哀《ひあい》を感じるものです。

孤独感や孤立感を癒《い》やし、解消するのは人です。人とのつき合いでもたらされる〝ぬくもり〟が大切です。

友達や身内、かわいい孫などに、自分から積極的に会いましょう。友達がいない人は、新しい友達をつくりましょう。

いくつになっても友達はできます。そのことは女性を見ればわかることで、男性は女性を見習うとよいでしょう。

孤立は狭心症・心筋梗塞をまねく

★お酒・タバコより「孤立」のほうが危険

孤立＝社会とのつながりが少ない人。毎日、孤独感をかかえている。いっぽう、社会的つながりをもつ人は、もたない人にくらべて「早期死亡リスク」が50％低くなるといいます。

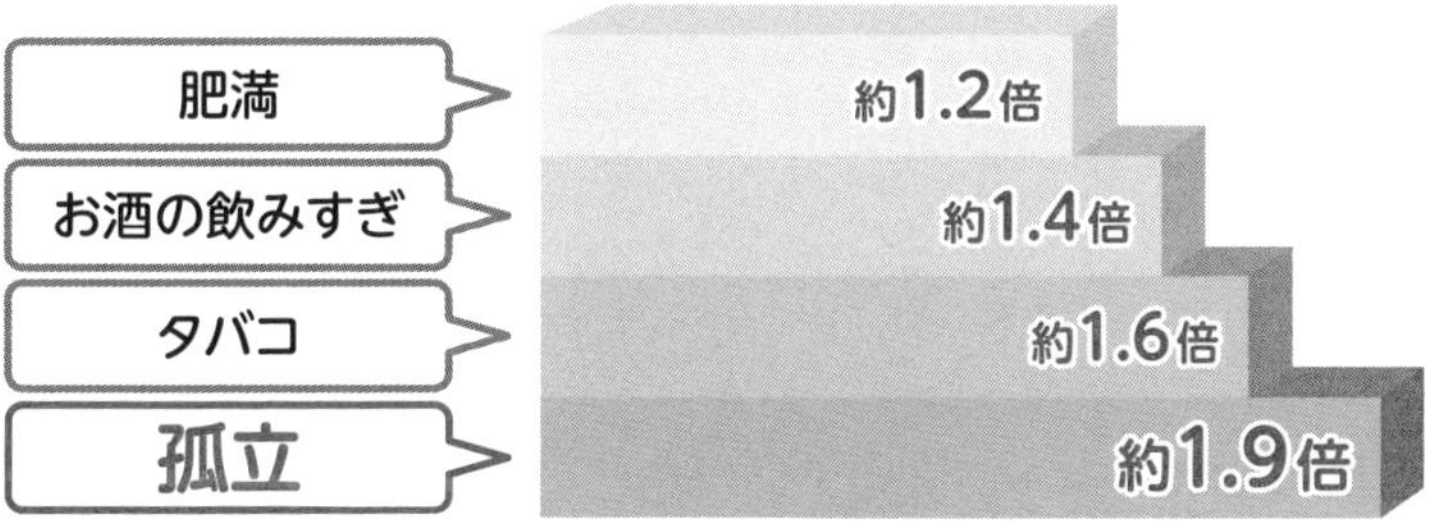

【死亡リスクの比較】

Holt-Lunstad J, Smith TB, Layton JB (2010) Social Relationships and Mortality Risk: A Meta-analytic Review. PLoS Med 7(7): e1000316

★「孤立」は心臓病などを呼び込む

孤立はストレスとなって脳に悪影響をおよぼし、ひいては心臓や血管にダメージをあたえます。つまり、脳卒中や心臓病を発症させる要因になるのです。

狭心症・心筋梗塞	約1.3倍
脳卒中	約1.3倍
認知症	約1.5倍

【孤立の病気発症リスク】

Valtora NK, et al. Heart 2016
Kuiper JS, et al. Aging Research Reviews 2015

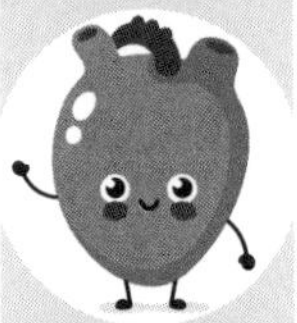

リタイア後は副交感神経が優位に。でも「のんびり」は心臓の働きを弱める

6章でも触れましたが、定年退職が近い人は、ほとんどが交感神経過多。ところが、退職後は逆転し、副交感神経優位になります。体も心も仕事から解放されるからです。

定年後も仕事をつづけた人よりも、退職した人のほうが、心疾患のリスクが低いことも報告されています。

しかし、のんびり暮らしは、無気力人生と背中合わせ。退職とともにやる気をなくした無気力な生活は、交感神経の働きを弱くし、それに連れて副交感神経の働きも低下します。

こういう状態がつづくと、心臓は活力を失うし、脳の働きも低下します。心臓の働きが低下すると、血液循環や全身の臓器に影響し、老化へまっしぐらです。

心筋梗塞や心不全のリスクは高まるし、認知症のリスクも高まります。他の臓器も老化し、それにともなって、さまざまな病気を発症します。つまり、へろへろ、ボロボロの老後が待っていることになりかねません。

そもそも、自律神経の機能は30代、40代から低下してきます。ですから、70代にもなると、下がって当然といえるでしょう。この先、意識して鍛えないかぎり、さらに低下していきます。

しかし、日々努力すれば回復できます。

100歳健康長寿を目指すなら、リタイア後こそアクティブな毎日で自律神経を鍛え、心臓の機能をよい状態に保たなければなりません。

自律神経の弱まりを放っておくと…

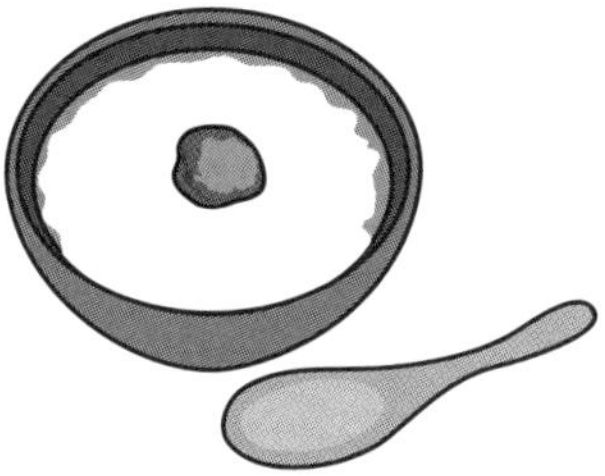

消化する力が弱くなる

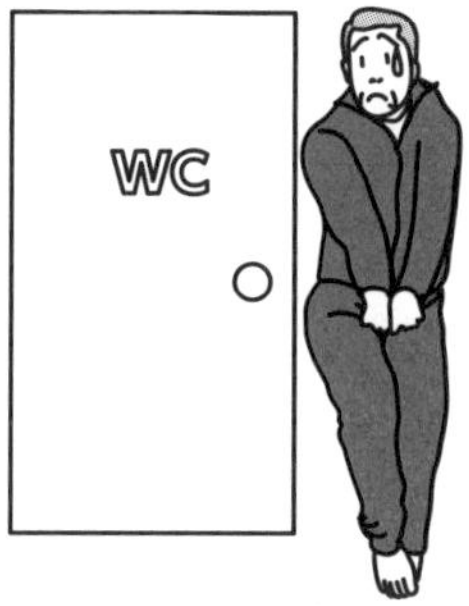

頻尿《ひんによう》、尿意の切迫《せつぱく》に悩む

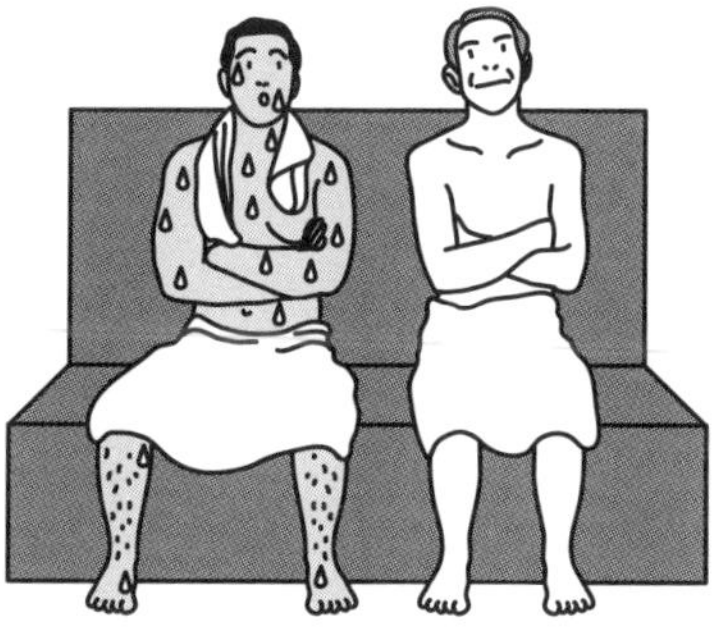

汗をかきにくい

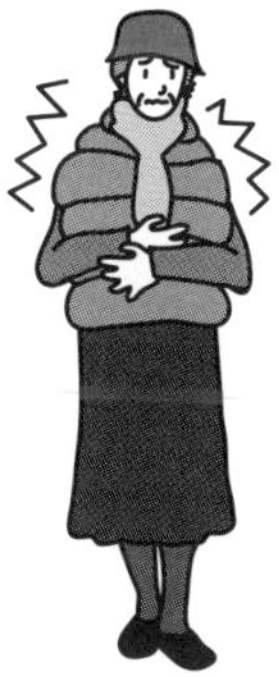

熱をつくる力が低下する

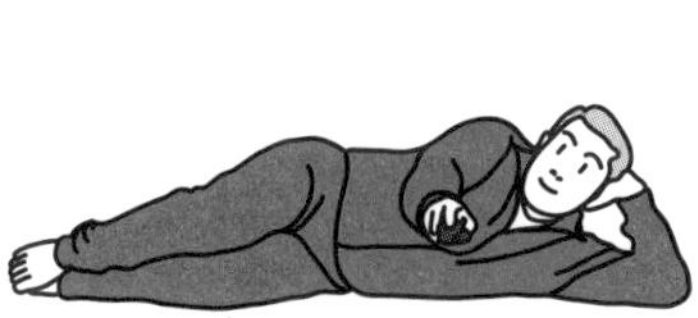

活力が乏しくなる

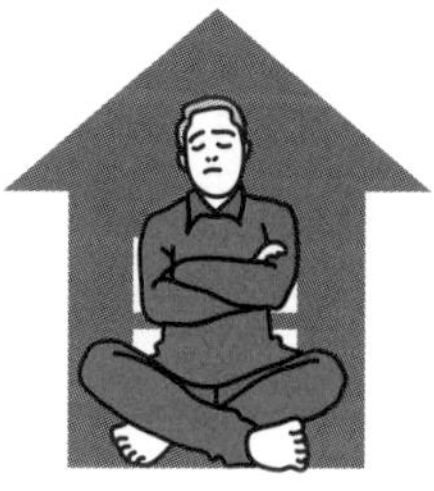

やる気が出ない

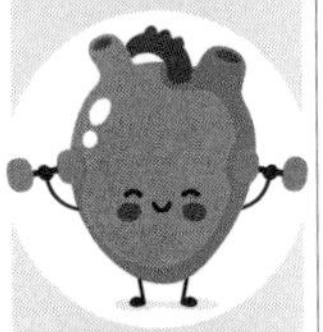

「恋愛感情」は血液循環をよくし、肌もきれいになる

いまの65歳は、ひと昔前と全然ちがい、心も体もとても若々しい人が多くなりました。異性に恋しても不思議ではありません。

恋をすると、脳内物質の「セロトニン」の分泌が促されます。セロトニンは幸せホルモンといわれ、この物質がたくさん出てくると幸福感につつまれます。

恋をすると、片思いであっても幸せな気持ちになるのはセロトニンのせいです。異性から愛されると、セロトニンの分泌はさらに高まり、幸福感ももっと高まります。

セロトニンはまた、自律神経を安定させます。副交感神経が整うと血流がよくなり、肌がきれいになります。自律神経が整うと腸内環境が整い、睡眠の質もよくなるので、この面からも肌が若返ります。

セロトニンとは別に、異性にやさしくしたりされたり、愛したり愛されたりすると「オキシトシン」というホルモンが分泌されます。この物質にも肌をきれいにする効果があります。そして、セロトニンや、やる気を起こすドーパミンの分泌を増やす効用もあります。

恋は、交感神経も副交感神経も強くするので、シニア世代にとって「いいことづくめ」だとわかるでしょう。

ただし、夫や妻がある人は、家庭に波風を立てないことが前提です。くれぐれも慎重に行動しましょう。

異性に関心のない男性はご用心

★40歳以上の男女約1万9000人（男性平均年齢64.2歳、女性平均年齢61.6歳）を対象に、「異性に関心がある・ない」などの意識と死亡リスクの関係をおよそ7年ほど追跡調査。

★「異性に関心がない」という男性は、「関心がある」という男性にくらべて、総死亡リスクが1.69倍高いという結果でした。

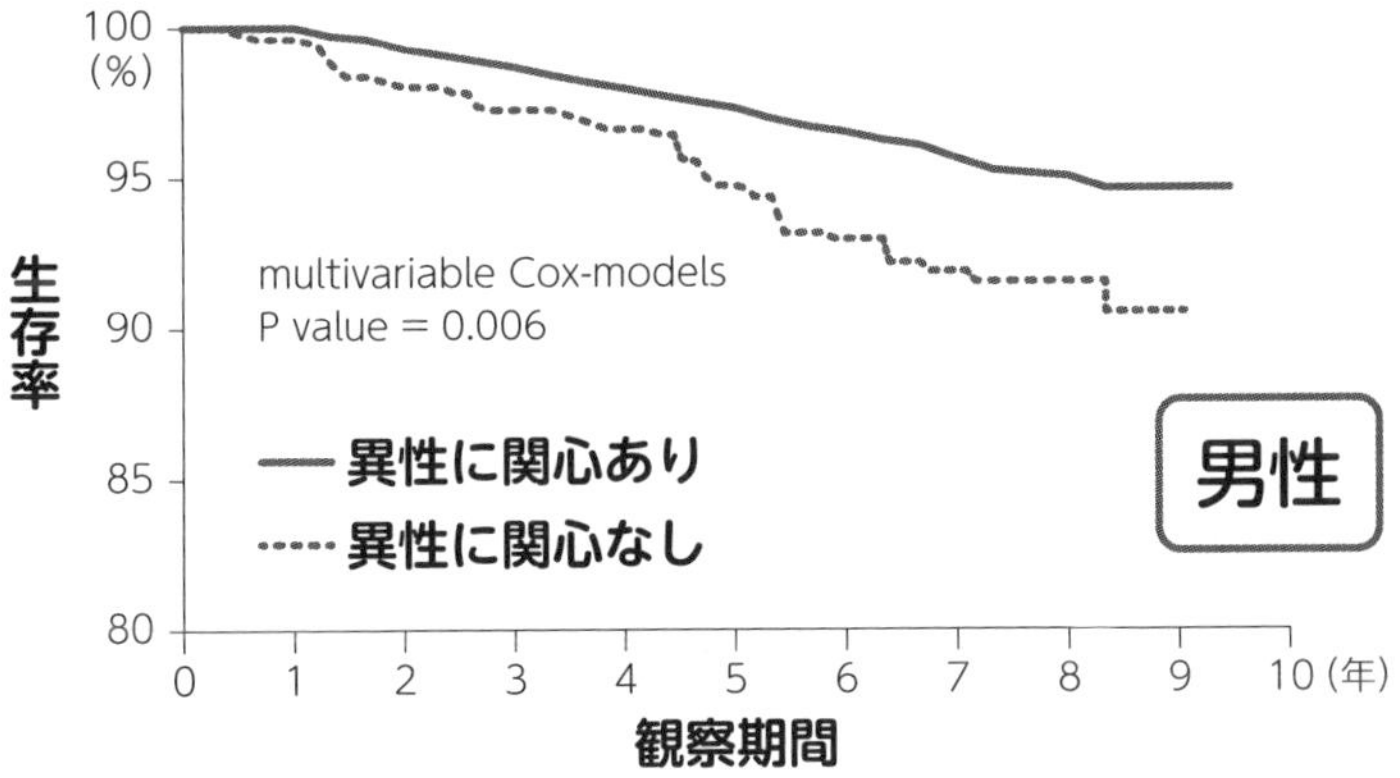

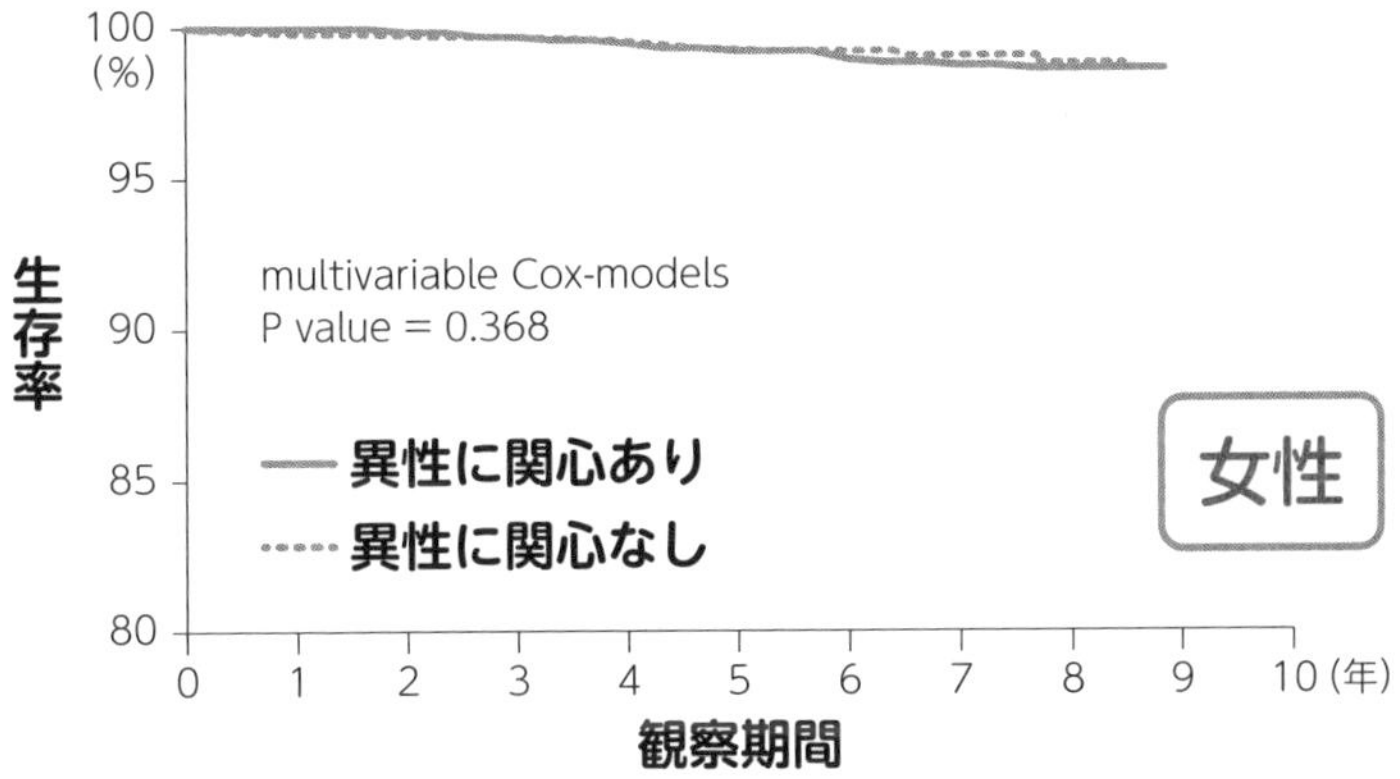

山形大学医学部・櫻田香教授らの研究グループ

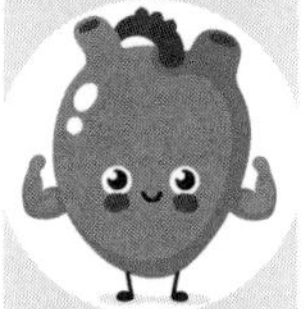

「予定」がなければ、つくる。朝、きょう1日の計画を立てる

リタイア後、朝起きても食事をする以外に何も予定がない。妻に「今日1日、何するの?」と聞かれるようでは、お先真っ暗。自律神経は弱くなっていく一方です。

　こういう状況を避けるためには、学生時代の友人と会うなど、何でもいいですから、予定をどんどん入れていきましょう。友人や知人から「たまには会おう」と誘われたら、二つ返事でOKすればよいのです。

　深く考えすぎず、どんどん外に出て、人に会えばよいのです。そこから、何か興味があることが生まれてくるかもしれません。

「嫌なやつもくるから、いくのはやめておこう」などと、うしろ向きに考えるのはやめましょう。人に会えば、楽しいことやうれしいこともあれば、いやなこともあるでしょうが、それらもひっくるめて刺激になります。

　いろいろな刺激を受けることが、自律神経を活性化するのです。

　早め早めに予定を入れていくことで、自然にアクティブになります。

　朝起きたらまず、予定が入っているかどうかを確認してから、今日1日の計画を立てましょう。たとえば、午後2時に友達に会う予定があれば、それを中心に組み立てます。

　計画に従って行動すること自体が楽しくなり、何か興味がもてる新しい楽しみが見つかるかもしれません。

積極的に「予定」をつくろう

1 勉強する…計画を立てて毎日コツコツと勉強することで知識・教養を深めます。資格の取得、検定の合格という目標を立てれば、日々が充実してくるでしょう。また、学ぶことで脳に刺激を与えることで認知症の予防にも。

2 ボランティア活動…60代の約7割が実際に活動に参加しているようです。知識や経験が活かせる、価値観が広がる、社会に貢献できる、新しい友人ができる、健康の維持に…などメリットいろいろです。

3 作品をつくる…工作や小物製作、刺繡など作品づくりを。成果が見えるので、達成感を得られます。手先を使って細かい作業をするので、認知症の予防も期待できます。

4 断捨離《だんしやり》する…自分自身にとって本当に必要な物が何か、断捨離するとよくわかります。ムダな買い物をしなくなり、元気なうちに身の回りの物を処分しておくことにもなります。

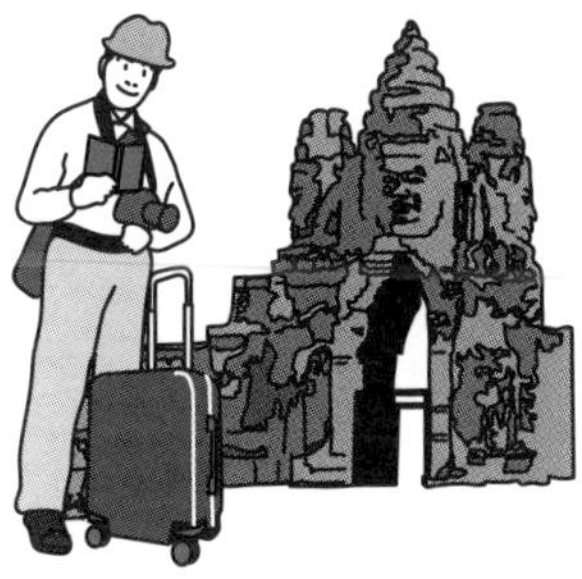

5 旅行する…旅行が楽しいのはいうまでもありません。ポイントは、旅のプランナーになったつもりで、オリジナルの旅程を組んだり、事前学習することを楽しむのです。

6 植物の栽培…草花や野菜、樹木を育てます。植物が生長していく過程を見守る楽しみは格別です。耕したり水やりなど、外で体を動かすのは健康に最良です。

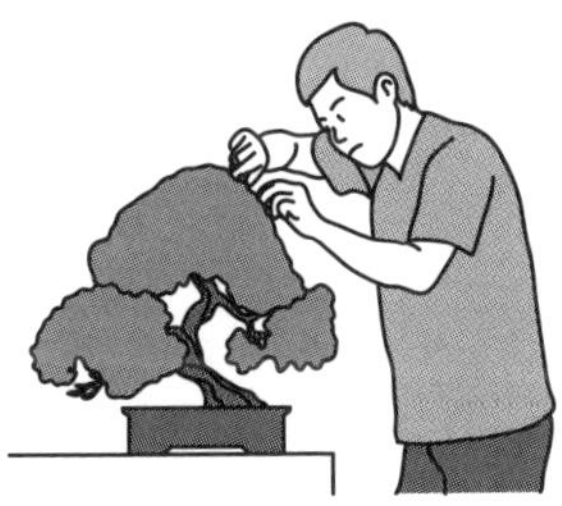

7 仕事をする…ふたたび働くことで、現役時代のような刺激的な生活を送れ、また、社会との関わりを持ちつづけることで、心身にはかり知れない好影響を与えられます。

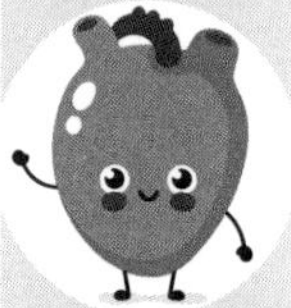

読書・書き物・習い事などで シニアこそ頭を使い、脳を鍛えよう

リタイアした人こそ、頭を使うことが求められます。

読書や書き物などで頭を使うと、脳の血流が25％程度アップしますが、それは頭を使ったぶん。脳が血液をよけいに必要とするということです。脳への血液循環が促進するので、頭によいわけです。

心臓も通常より多くの血液を押し出そうとするので、血管が鍛えられます。それが脳の若さを保ち、認知症予防にも役立ちます。

しかも、やるのは読書だけなどと1つのことのみでなく、いろいろなことにチャレンジして頭を使うほうが望ましいのです。

読書、書き物、将棋、ウォーキング、テニス、ヨガ、楽器の演奏、社交ダンスなどなど。趣味をとおして脳を活性化するわけですが、実践することが多いほど認知症になりにくいことがわかっています。

午前中は、1日のうち脳がもっともよく働く時間帯です。早起きして朝の空気を吸いながら、戸外を歩くのも脳を活性化します。読書や書き物も、朝早い時間が最適です。

ただし、漫然と本を読んでも脳はあまり活性化しません。理解が少し難しいくらいの本を考えながら読むと、脳は刺激されます。

新聞も、記事が伝えていることが本当かどうかなど、自分なりに考察しながら読むことで、脳は活性化します。

趣味と血液循環と認知症

★脳卒中にかかったことのない40～69歳の男女2万2377人に、「趣味のあり・なし」についてアンケートを実施。趣味が「ない」「ある」「たくさんある」の3群に分けて、認知症の発症のリスクを調べました。

★全体（40～69歳）では、趣味が「たくさんある」という人は、基準（1.0倍）の「ない」人にくらべて認知症発症のリスクが22％低いという結果に。また、65～69歳にかぎると、リスクは36％低いという結果です。

全体 40～69歳

〈趣味の多少〉	〈認知症になるリスク〉
趣味がない	1.0倍（基準）――
趣味がある	0.82倍 … 18％低い
趣味がたくさんある	0.78倍 … **22％低い**

ミドル 40～64歳

〈趣味の多少〉	〈認知症になるリスク〉
趣味がない	1.0倍（基準）――
趣味がある	0.79倍 … 21％低い
趣味がたくさんある	0.83倍 … 17％低い

シニア 65～69歳

〈趣味の多少〉	〈認知症になるリスク〉
趣味がない	1.0倍（基準）――
趣味がある	0.84倍 … 16％低い
趣味がたくさんある	0.64倍 … **36％低い**

国立がん研究センターHPを参考

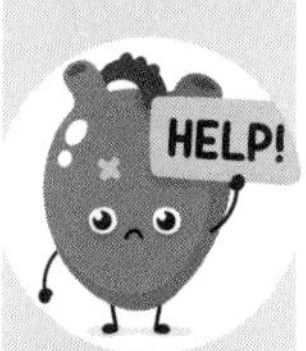

シニアの「便秘」は心筋梗塞や脳卒中のリスクを高める

年をとると、男性も女性も便秘症の人が増えます。便秘はよく見られる症状の1つですが、たかが便秘ではすみません。

慢性的な便秘は、動脈硬化の進行を加速させるし、心筋梗塞や脳卒中など循環器系のリスクを高めるからです。便秘の人は、いきんで排便しようとしますが、いきみは血圧や心拍数を急上昇させます。

救急搬送された患者の11%がトイレで「倒れた」という報告もあります。倒れた原因は、脳卒中、心筋梗塞、動脈瘤破裂、くも膜下出血などです。トイレで倒れたことから、便秘が関係していると考えられているようです。

高齢者は、腸を動かす神経細胞の減少や、直腸の感覚の低下、排便に関する協調運動の低下などから、便秘になりやすいと考えられているようです。排便をうながす腸の蠕動《ぜんどう》運動も弱くなります。

便通をよくするには食事が大事です。肉やファストフード、加工食品が多い食事は食物繊維が不足し、便が硬く出にくくなります。食物繊維は未精白の穀類、野菜、果物などに多くふくまれます。納豆、ヨーグルトなどの発酵食品も、腸の健康と排便の促進に役立ちます。

排便のためには朝食を抜いてはいけません。食べることで、腸が動き、排便を促します。そしてもよおしたら、そのときに必ず排便することが大事です。

排便は何日に1回ですか?

★40〜79歳の男女4万5112人に「排便の頻度」についてアンケートを実施。「1日1回以上」「2〜3日に1回」「4日に1回以下」の3群に分けて、脳卒中など循環器の病気による死亡リスクを調べました。

★脳卒中に関しては、排便が「4日に1回以下」という人は、基準（1.0倍）の「1日1回以上」の人にくらべて死亡リスクが1.9倍という結果です。

排便の頻度	循環器の病気で死亡するリスク	脳卒中で死亡するリスク
1日→1回以上	1.0倍（基準）	1.0倍（基準）
2〜3日→1回	1.21倍	1.29倍
4日→1回以下	1.39倍	**1.90倍**

大崎コホート研究、2006

【理想的な排便の姿勢】

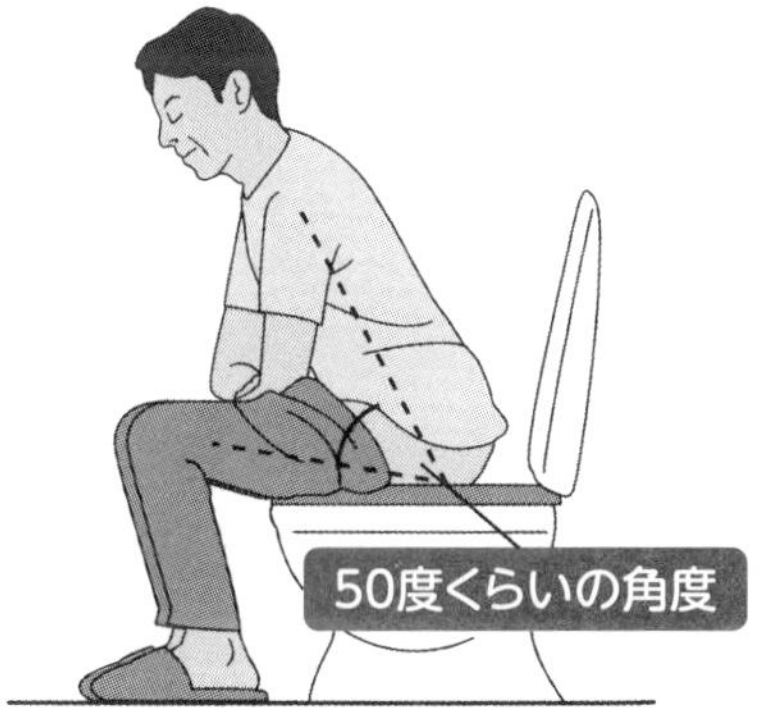

この姿勢でも排便がスムーズでない人は低めの「足台」に足をのせて、前かがみになると、より排便しやすくなります。

名医が教える！
心臓の強化書

2023年12月20日　初版印刷
2023年12月30日　初版発行

著者——南 和友

企画・編集——株式会社夢の設計社
〒162-0041
東京都新宿区早稲田鶴巻町543
TEL（03）3267-7851（編集）

発行者——小野寺優
発行所——株式会社河出書房新社
〒151-0051
東京都渋谷区千駄ヶ谷2-32-2
TEL（03）3404-1201（営業）
https://www.kawade.co.jp/

カバーデザイン——大野恵美子
カバーイラスト——shutterstock
本文イラスト——原田弘和／PIXTA
協力——東 茂由

DTP——アルファヴィル
印刷・製本——中央精版印刷株式会社

Printed in Japan ISBN978-4-309-29365-3

南 和友 みなみ・かずとも

1974年、京都府立医科大学卒業、同大学病院修練医修了。ドイツ国費留学生としてデュッセルドルフ大学胸部血管外科へ。同大学病院の胸部・心臓・血管外科入局、医学博士号を取得。89年、ドイツのボッフム大学病院臨床教授に就任。のちにボッフム大学の永代教授。世界トップレベルの心臓血管疾患の治療実績を誇るドイツ「バードューンハウゼン心臓・糖尿病センター」の心臓センター立ち上げにも関わった。

ドイツ在留中に、埼玉医科大学第1外科客員教授、東京女子医科大学心臓血管研究所客員教授、桐蔭横浜大学医用工学部客員教授などを歴任。05年に帰国し、日本大学医学部心臓血管外科教授、日本大学大学院総合科学研究科教授。その後、群馬大学客員教授、富山大学客員教授に。

現在、南和友クリニック理事長・院長。心臓外科医として、これまでに心臓バイパス手術、心臓弁手術、心臓移植など約2万3000例を執刀。現在も手術するかたわら、要請されて他院で指導することも。日本心臓血管外科学会名誉専門医。

著書には『老いるほど血管が強くなる健康法』『蘇活力』『解病 病気にならない生き方』『病気にならない歩き方』『人は感動するたびに健康になる』などがある。